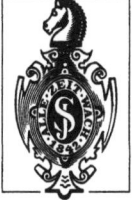

Der depressive Patient und sein Arzt

Herausgegeben von
P. Kielholz und W. Pöldinger

Mit 13 Abbildungen

Springer-Verlag
Berlin Heidelberg New York 1981

Herausgeber:
Professor Dr. P. Kielholz
Psychiatrische Klinik und
Universitätsklinik
Wilhelm Klein-Straße 27
CH-4056 Basel

Professor Dr. W. Pöldinger
Kant. Psychiatrische Klinik
Züricher Straße
CH-9500 Wil/St. Gallen

Symposium in Ascona, März 1981
Tagungsleitung:
Prof. Dr. B. Luban-Plozza
Piazza Fontana Pedrazzini
CH-6600 Locarno

Einmalige Sonderausgabe für
FORUM GALENUS MANNHEIM

ISBN-13: 978-3-540-11077-4   e-ISBN-13: 978-3-642-93193-2
DOI: 10.1007/ 978-3-642-93193-2

Das Werk ist urheberrechtlich geschützt. Die dadurch begründeten Rechte, insbesondere die der Übersetzung, des Nachdruckes, der Entnahme von Abbildungen, der Funksendung, der Wiedergabe auf photomechanischem oder ähnlichem Wege und der Speicherung in Datenverarbeitungsanlagen bleiben, auch bei nur auszugsweiser Verwertung, vorbehalten.
Die Vergütungsansprüche des § 54, Abs. 2 UrhG werden durch die „Verwertungsgesellschaft Wort", München, wahrgenommen.
© by Springer-Verlag Berlin · Heidelberg 1981

Die Wiedergabe von Gebrauchsnamen, Handelsnamen, Warenbezeichnungen usw. in diesem Werk berechtigt auch ohne besondere Kennzeichnung nicht zu der Annahme, daß solche Namen im Sinne der Warenzeichen- und Markenschutz-Gesetzgebung als frei zu betrachten wären und daher von jedermann benutzt werden dürften.

Satz- u. Bindearbeiten: G. Appl, Wemding, Druck: aprinta, Wemding
2125/3140-543210

Inhaltsverzeichnis

Einführung 9
(B. Luban-Plozza)

Diagnostik larvierter Depressionen 15
(P. Kielholz)

Die Beurteilung des Suizidrisikos 21
(E. Ringel)

Der therapeutische Zugang zu depressiven und suizidalen Patienten 27
(W. Pöldinger)

Psychotherapie der Depression 35
(H.-K. Knoepfel)

Rundtischgespräch und Podiumsdiskussion 39
(Leitung: P. Kielholz)

Verzeichnis der Anschriften

Dr. L. Besso
Via Alberti 14
CH-6900 Lugano

Professor Dr. M. Burner
Centre Psycho-Social
St. Pierre 1
CH-1003 Lausanne 1

Professor Dr. P. Kielholz
Psychiatrische Klinik und
Universitätsklinik
Wilhelm Klein-Straße 27
CH-4056 Basel

Professor Dr. H.-K. Knoepfel
Venusstraße 6
CH-8050 Zürich

Professor Dr. B. Luban-Plozza
Piazza Fontana Pedrazzini
CH-6600 Locarno

Professor Dr. W. Pöldinger
Kant. Psychiatrische Klinik
Züricher Straße
CH-9500 Wil/St. Gallen

Professor Dr. E. Ringel
Psychiatrische Universitätsklinik
Psychosomatische Abteilung
Währinger Gürtel 74–76
A-1090 Wien IX

Einführung

Von Prof. Dr. B. Luban-Plozza

**Der depressive Patient –
Wege zu einem besseren Verständnis**

Die depressiven Krankheitsbilder nehmen ständig an Zahl zu. Etwa 90% aller Depressiven suchen zunächst den niedergelassenen praktischen Arzt auf. Die Hälfte dieser Patienten leidet an larvierten Depressionen. Bei allen Unterschieden der ätiologischen Zuordnung, wie sie für depressive Kranke unter bestimmten Aspekten ärztlicher Beobachtung zählen, ergibt dies ein relativ einheitliches Bild.
Sehr individuell und ausschlaggebend gestaltet sich bei diesen problemreichen Patienten von Anfang an die Arzt-Patient-Beziehung. Der Begriff „Beziehungsdiagnostik" ist hier angebracht.
Die Enthüllung der mitmenschlichen Beziehung und die Nutzbarmachung dieser Beziehung innerhalb der Therapie entsprechen einer *„Beziehungstherapie"*. Nach Annelise Heigl-Evers sind interessante Faktoren der Beziehung zwischen depressiven Kranken und dem Arzt „die aus symbiotischen Phantasien resultierende Anspruchlichkeit des Patienten und die vergebliche Bemühung des Arztes, diesen Ansprüchen gerecht zu werden; nicht selten der Ärger des Arztes über das Mißlingen bei gleichzeitiger Verpflichtung, dem Patienten zu helfen; Schuldgefühle auf seiten des Arztes wegen negativen Gefühlen gegenüber dem Patienten, dem bei aller Bemühung nicht zu helfen zu sein scheint; dadurch ausgelöste verstärkte Bemühung, dem Patienten gerecht zu werden".

Bei der larvierten Depression geben intensiv erlebte Störungen und besonders Schmerzen im Bereich des Herzens, des Kopfes, des Abdomens oder der Wirbelsäule, alternierend oder auch hartnäckig lokalisiert auftretend, dem Kranken den Eindruck eines schweren organischen Krankheitsbildes.
In jedem Falle muß der Arzt den Patienten eingehend untersuchen! Die Somatisierung wird sonst vordergründig akzeptiert, der somatische Befund kann zum Alibi werden und vom Problem ablenken. Der „psychosomatische Zugang" und der Umgang mit dem psychogenen Aspekt des Krankseins hilft, den Patienten im Sinne der Beziehungsdiagnostik zu verstehen. Psychosomatisches Geschehen, wie bei der larvierten Depression, wird erst unter Einbeziehung der Umwelt des Kranken, auch hinsichtlich familiärer Konflikte, klar. Besondere Bedeutung kommt der Psychotherapie, und hier v. a. der Gesprächstherapie, zu.
Nicht selten entdeckt man bei einem Kranken, der an Depression leidet, schließlich eine organische Krankheit, gleichgültig, ob diese nun bedeutend ist oder nicht; der Patient und der Arzt fühlen sich entlastet, weil endlich etwas Greifbares da ist, das man behandeln kann. Dies gibt auch dem Kranken ein gutes Gewissen, der nun einen Grund hat, sich angeschlagen zu fühlen, und der sich damit entschuldigt sieht; der Kompromiß behagt ihm. Leider bleiben sämtliche therapeutischen Methoden, seien sie nun angemessen oder unangemessen, ohne

Erfolg, bis hin zur Operation und zur Entfernung des „kranken Organs".

Die Patienten benützen das Wort „angeschlagen", auch wenn sie etwas ganz anderes sagen wollen. Sie drücken auf diese Weise aus, daß sie einfach eine Medizin nötig haben, oder sie versuchen, eine schwere Krankheit, z. B. eine Krebserkrankung, insgeheim damit zu verharmlosen und wollen erreichen, daß der Arzt ihnen die Harmlosigkeit ihrer Müdigkeit bestätigt. Solche Abgeschlagenheit kann endlich als Schlüsselwort dienen, um mit dem Arzt in Beziehung zu treten, und dieses Wort enthält das wirkliche Motiv für die Konsultation.

Die evtl. monosymptomatisch erscheinende Asthenie verhüllt die psychische Genese und kann leider dazu führen, daß therapeutisch mit Vitaminen, Anabolika und Tonika interveniert wird.

Andererseits besteht die Gefahr, daß sich eine wirkliche, reelle und zugängliche Krankheit unter der Maske der Depression verbirgt und somit verkannt wird.

Die Unterteilung in schickliche (d. h. organische) und unschickliche (d. h. psychische) Krankheiten, ist nicht nur bei den Patienten verankert.

Ein Arzt sollte keine Angst davor haben, einen augenscheinlich psychischen Aspekt in seiner Diagnose hervorzuheben, auch wenn der Patient es vorzieht, an eine organische Krankheit zu glauben.

Die Furcht des Arztes, dem von ihm geforderten emotionalen Engagement nicht gerecht zu werden, läßt ihn sich manchmal hinter Vieldeutigkeit verbergen.

Während der Behandlung wird er sich oft bewußt, daß die Probleme und Konflikte mit der Zeit eine Veränderung ihrer Bedeutung und Stärke erfahren, denn auf der Suche nach Hilfe nimmt der Patient diese Probleme und Konflikte an, wobei sich dies sogar ohne direkte Intervention und Ratschläge ergibt.

Die Krankheit selbst erlaubt es den von der Gesellschaft tabuisierten Konflikten, sich auszudrücken; der Arzt wird somit zum Ventil der pathogenen Gesellschaft.

Der Patient weist uns seine Symptome vor, indem er sich einer „erlaubten" Sprache bedient, der des Körpers nämlich. Ihm zu sagen, dies sei nur nervös bedingt und er müsse sich selber helfen, indem er sich mehr bemühe, er solle sich nicht so beeindrucken lassen usw., geht am Problem vorbei. Der Kranke hat in diesem Falle den Eindruck, daß er wieder ganz auf sich selbst gestellt aus den Problemen herausfinden muß, für deren Lösung er gerade den Beistand des Arztes erbeten hatte.

Der Vorschlag unseres heutigen Themas geht auf Erfahrungen eines *ständigen Balint-Seminars* (1979–1980) *in Ascona* zurück, das unter der Thematik *„der Depressive und sein Therapeut"* stand.

Die Balint-Methode stammt von dem 1970 in London verstorbenen Psychoanalytiker Michael Balint. Sie dient dem Erlernen der „Blickwendung nach innen". Sie hilft dem Arzt, Erwartungen des Patienten zu erfüllen, für den er oft die einzige Bezugsperson ist. Für den Arzt in der Klinik oder für den niedergelassenen Praktiker bedeutet dies vor allem, daß er Störungen im Verhältnis zum Patienten verstehen lernt und zu beseitigen versucht. Aber auch der Therapeut lernt, Ängste abzubauen – etwa die tiefsitzende und als Bedrohung empfundene Furcht, er könne den Rollenerwartungen nicht gerecht werden und sich blamieren. Diese auf den Kranken ausgerichtete „Beziehungsdiagnostik" gibt dem Arzt die Möglichkeit, auch die symbolisierten Hilferufe des Patienten zu deuten und seine eigene Reaktion besser zu erkennen. Mit der Balint-Arbeit wird Gelegenheit geboten, unbefangen und auch unvorbereitet über Probleme zu sprechen, die sich in jeder Praxis und im Krankenhaus stellen. In

den Gruppen wird anhand von konkreten Fallberichten sehr gezielt eine andere Dimension der ärztlichen Praxis sichtbar gemacht; entsprechende Einblicke und Erfahrungen erlauben oft eine umfassendere Diagnose mit neuem therapeutischen Zugang.
Die Balint-Methode kann als Möglichkeit zum kontrollierten Erwerb psychosomatischen Verständnisses dienen. Auch Psychologen, Sozialarbeiter, Seelsorger und Pflegeberufe schließen sich immer häufiger zu Balint-Gruppen zusammen.
Eine primäre Aufgabe der Balint-Gruppenarbeit ist die Würdigung der Gefühle beim Arzt und dessen Sensibilisierung. Hier wird die konkrete Krankengeschichte und die einfühlsame Behandlung des Patienten im Dialog vertieft, im Sinne eines Denk- und Gesprächstrainings. Wichtig sind folgende Fragen: „Wie fühlt sich der Patient jetzt?"; „Hält er noch etwas von seinem Leben?"; „Ist der Therapeut imstande, ihm bei der Sinngebung zu helfen?"
Beim erwähnten Balint-Seminar versuchten wir, fallbezogen und themenzentriert besonders unser Verhalten gegenüber dem depressiven Patienten anzusprechen und die Schwierigkeiten, bis hin zum Phänomen des „hilflosen Arztes", zu klären. Wir trafen uns alle 3–4 Wochen, 12–15 Ärzte verschiedener Fachrichtungen aus Italien und der Schweiz und einige mit Ärzten zusammenarbeitende Psychologen.
„Depression": Was versteht eigentlich jeder einzelne von uns darunter? Das ist vorab zu klären. Dabei wird die berufsbezogene Selbsterfahrung direkt mit einbezogen; die individuelle Problematik beeinflußt unverkennbar unsere Praxis; jede Praxis ist eine Welt für sich und ein Spiegel der besonderen Philosophie jedes einzelnen Therapeuten.
Bei unserem Seminar wurde gezielt die *Beziehungsebene* angegangen, die am ehesten der Balint-Arbeit entspricht.
Die Gruppe hat nicht über theoretische Themen diskutiert, weil diese nicht unserer primären Zielsetzung entsprachen. Dennoch war es unvermeidlich, daß sich in der Diskussion Fragen ergaben, wie z. B. die, ob eine pharmakologische Behandlung mit der Psychotherapie verbunden werden sollte oder nicht. Auch beschäftigte uns das Problem der Zeit, sei es die des Arztes oder die des Patienten.
Das Problem der professionellen Beziehung des Arztes zu den Kollegen, den Spezialisten und Nichtspezialisten, das Problem der Beziehung zur Familie des Patienten, das Suizidrisiko des Kranken und dergleichen wurden anhand der Falldarstellungen aktualisiert.

a) Allgemein wurden hervorgehoben:
– die Möglichkeit der klaren Bezugnahme auf ähnliche Fälle in der eigenen Erfahrung;
– die Bewußtmachung der eigenen intrapsychischen Resonanz bei der Darlegung und Besprechung der Fälle;
– das progressive Bewußtwerden eigener projektiver Prozesse, die sich gegenüber dem Patienten entweder im Sinne der Identifizierung oder Abwehr äußern;
– die Erkennung und Wiedererwägung der Wichtigkeit des somatischen Geschehens beim Depressiven und der therapeutischen Intervention in diese somatischen Prozesse (wie z. B. autogenes Training oder unser psychosomatisches Training);
– eine freie und ungehemmte Fallbesprechung, um in der Beziehung zum Patienten nachher spontaner und zugewandter zu sein.

b) Als Gesichtspunkte der Teilnehmer wurden ins Feld geführt:
– die Gefahr des eigenen Ansporns zur

Hyperaktivität oder aber der eigenen Neigung zur Passivität zu erkennen (Verzicht, Flucht, „Weitergabe" des Patienten) angesichts der Bedürfnisse des depressiven Patienten, seiner dringenden, aber verschwiegenen Hilferufe und seiner nicht selten provokatorischen Herausforderungen (z. B. eine Suiziddrohung);
- Schwierigkeiten in teilnehmender Weise die ggf. häufigen Rückfälle des Kranken zu ertragen;
- die negativen Rückwirkungen der unvermeidlichen Zeichen eigenen beruflichen Unvermögens (besonders technischer Art) auf die eigene Persönlichkeit zu akzeptieren, selbst im Falle einer nicht schweren Depression;
- Unverständnis und eigene Depression des Therapeuten;
- Die Zeichen der häufigen und z. T. massiven Einmischung der Familie des Patienten auszunutzen für eine mögliche therapeutische Zusammenarbeit mit ihr;
- die schillernde und drohende Aggressivität des Kranken abzuwägen und ihm zu helfen, sich ihrer bewußt zu werden, um daraus zu lernen, einen „angepaßteren" Gebrauch von ihr zu machen.

c) Als Gesichtspunkte des Berichterstatters kamen hinzu:
- daß aus der Gruppendynamik, also aus dem, was während der Besprechung in der Gruppe geschieht, erkennbar wird, was zwischen Arzt und Patient schon abgelaufen ist und was da noch geschehen könnte;
- zu verstehen, welcher Einsatz von Pharmaka absolut nötig ist, welcher bloß nützlich ist oder welcher schließlich nur die Funktion eines Placebos hat;
- zu begreifen, daß das wirksamste Medikament oder vielleicht gar das einzig wirksame in einigen Fällen die Aktivierung der Beziehung des Arztes zum Kranken ist;
- die Möglichkeit, flexibel auf das wechselnde Verhalten des Patienten einzugehen.

d) Vom Gesichtspunkt des Gruppenleiters[1] ergab sich die Notwendigkeit:
- die Bedürfnisse der Gruppe und des Berichterstatters im Auge zu behalten;
- in immer wirksamerer Weise die Aufmerksamkeit der Gruppe auf die Arzt-Patienten-Beziehung zu lenken;
- die Bedeutung des „Hier und Jetzt" in den verschiedenen Situationen der Gruppenarbeit zu erfassen und dadurch zu veranschaulichen, was er lehren möchte;
- die Teilnehmer zu „erkennen" und ihnen evtl. unter vier Augen mögliche Anregungen zu geben, seien es persönliche oder berufliche; dies gilt besonders dem Berichterstatter gegenüber, der den entsprechenden Fall präsentiert; es kann nicht immer alles in der Gruppe gesagt werden;
- die sich möglicherweise in der Diskussion ergebenden extremen Stellungnahmen auszugleichen und der Gruppe zu helfen, die manchmal unvermeidlichen Widersprüche und Verwirrungen zu klären.

Die in unserem Seminar gemachten Erfahrungen wirkten sehr ermutigend. Sie zeigten die Notwendigkeit auf, *aus der Isolation der einzelnen Praxen herauszukommen* und die *eigene Erkenntnis und Problematik* mit anderen zu besprechen und durchzuarbeiten.

---
1 Vgl. Loch W, Luban-Plozza B: Hinweise zur Praxis und Problematik der Balint-Gruppen-Leitung, Patientenbezogene Medizin. Heft 3, Hrsg.: H.-K. Knoepfel Stuttgart-New York: Gustav Fischer-Verlag 1980

Das emotionelle Lernen in entsprechenden Balint-Gruppen kann für Therapeuten, die mit depressiven Menschen arbeiten, besonders hilfreich werden.

Nach Dr. K. Zimmermann, Präsident der Verbindung der Schweizer Ärzte, ist aber die Balint-Methode auch eine *indirekte Therapiehilfe für den Patienten.*

Im Zusammenhang mit dem *9. Internationalen Balint-Treffen* in Ascona (das 10. Balint-Treffen ist für den 25.–28. März 82 vorgesehen, mit dem Patronat des Deutschen Kollegiums für psychosomatische Medizin sowie der Gesellschaften für psychosomatische Medizin von Frankreich, Österreich, Italien und der Schweiz und der Internationalen Balint-Vereinigung) nahmen das *Internationale Komitee für Prophylaxe und Therapie der Depression* (P. T. D.) und die *Internationale Vereinigung für Selbstmordverhütung* (I. A. S. P.) die Einladung an, ein Symposium „Der depressive Patient und sein Arzt" zu veranstalten.

In besonders dankenswerter Weise haben sich die Präsidenten, *Professor Dr. P. Kielholz* und *Professor Dr. W. Pöldinger* mit ihren Kollegen dafür eingesetzt. Dem FORUM GALENUS MANNHEIM gebührt unser Dank für die sehr rasche Herausgabe der Referate und die entsprechende Unterstützung.

Diagnostik larvierter Depressionen

Von Prof. Dr. P. Kielholz

Zusammenfassung

1. Nach allen neueren epidemiologischen Untersuchungen nimmt die Zahl der diagnostizierten Depressionen laufend zu. Parallel mit der Zunahme zeichnet sich eine deutliche Tendenz zur Somatisierung des depressiven Geschehens ab. Es ist deshalb wichtig, die larvierten Depressionen, die sich hinter einer Vielfalt von psychischen Störungen verbergen, aufzudecken, das heißt zu demaskieren.
2. Voraussetzungen für eine erfolgversprechende Therapie der Depression ist eine sorgfältige ganzheitliche Diagnostik, in der selbstverständlich die emotionalen, familiären, sexuellen, beruflichen und soziokulturellen Konflikte mit berücksichtigt werden. Aus der nosologischen Einordnung wird die Basistherapie, aus der phänomenologischen Diagnostik die Indikation für die Wahl des richtigen Antidepressivum abgeleitet.
3. Durch verschiedene neuere biochemische Untersuchungen wird die Hypothese gestützt, daß endogene und psychogene Depressionen auf einem Mangel oder Ungleichgewicht der Transmitter oder einer Hyposensibilität des Rezeptors beruhen. Aufgrund dieser Hypothese werden therapieresistente Depressionen mit Hilfe von intravenösen Tropfinfusionen mit einer Kombination von Maprotilin, das den Noradrenalin-, und Clomipramin, das den Serotonin-Stoffwechsel beeinflußt, behandelt. Durch die intravenöse Tropfinfusion konnte bei 70% der therapieresistenten endogenen Depressionen ein Abklingen des depressiven Geschehens erzielt werden.
4. Jede pharmakologische Behandlung mit Antidepressiva muß mit einer intensiven Psychotherapie kombiniert werden, in die auch die Familie mit einbezogen wird. Nach Aufhellung der Depression kann durch autogenes Training, Physiotherapie, Gymnastik und Gestaltungstherapie das Abklingen der Depression beschleunigt werden.

Betrachten wir den Menschen als Ganzes, wie dies vom psychosomatischen Standpunkt aus unumgänglich ist, wird es selbstverständlich, daß jeder affektive Konflikt sich sowohl auf psychischer wie auf somatischer Ebene manifestieren kann. Bei jeder Krankheit sollten also die emotionalen Störungen in das ärztliche Denken und Handeln einbezogen werden. Nach allen *neueren epidemiologischen Untersuchungen* nimmt die Zahl der Depressionen, insbesondere im städtischen Milieu, weltweit laufend zu. Diese Zunahme ist einerseits auf die *Verbesserung der Diagnostik und der Therapien* der depressiven Zustandsbilder zurückzuführen, andererseits liegen deren Ursachen in der Beziehungslosigkeit und Vereinsamung der Menschen in unserer Konsum- und Wegwerfgesellschaft:
1. *Beziehungslosigkeit* zu Mitmenschen, zur Arbeit und zur Umwelt.

2. *Vereinsamung* des Einzelnen in der Masse.
3. *Zunehmender Materialismus,* Konkurrenzkampf, „jeder gegen jeden", zu schnelle Technisierung, Automation und Entpersönlichung der Arbeit.
4. *Verluste,* Zerfall der Familien, Liebeskonflikte, Verluste der religiösen Bindungen.
5. *Bedrohung und Angst,* Krieg, Naturkatastrophen, Atom.
6. *Mißachtung der Gemütskräfte.*
7. *Überalterung,* Mißachtung des Alters.

Parallel mit dieser Zunahme ist ein *Symptomwandel* in Richtung der *Somatisierung* festzustellen. Depressionen, bei denen somatische Symptome eindeutig im Vordergrund stehen und das depressive Geschehen durch die körperlichen Störungen überdeckt ist, werden als *„larvierte Depressionen"* bezeichnet. Diese zunehmende Tendenz, psychische Störungen zu somatisieren, wird noch dadurch verstärkt, daß die heutige Gesellschaft bereit ist, somatische Erkrankungen zu akzeptieren, psychische Krankheiten dagegen zu mißachten. Viele Depressive verlagern deshalb ihre seelischen Qualen, Probleme und Konflikte in die körperliche Sphäre, um der sozialen Diskriminierung zu entgehen.

Nach Schätzungen der Weltgesundheitsorganisation (WHO) beträgt die Prävalenz der Depressionen 3 bis 5% der Weltbevölkerung, das sind 120–200 Millionen Menschen, die an einer Depression leiden. Diese Zahl wurde aufgrund bekanntgewordener Suizide und Suizidversuche hochgerechnet.

Eine im Herbst 1973 in Deutschland, Frankreich, Österreich und in der Schweiz bei praktischen Ärzten durchgeführte Enquete hat ergeben, daß 10% der Kranken, die einen Arzt konsultieren, an einer Depression leiden und daß bei *der Hälfte dieser Patienten eine larvierte Depression* vorliegt.

Diagnostik

Die Voraussetzung für eine erfolgversprechende Therapie ist, wie überall in der Medizin, auch bei den larvierten Depressionen eine exakte Diagnostik. Man kann deshalb nicht über die medikamentöse Therapie der Depressionen referieren, ohne auf die diagnostischen Aspekte hinzuweisen. Zunächst ist die *Depression* klar gegen die physiologische *Trauer* abzugrenzen.

Trauer ist eine der Größe des Verlustes oder der Kränkung entsprechende, das heißt adäquate Gemütsreaktion. Der Inhalt der Trauer bleibt um den Verlust zentriert und kann durch Vernunft und zweckmäßiges Handeln sowie durch affektives Abreagieren verarbeitet werden. Die Trauernden können sich im Gegensatz zu den Depressiven freuen und können auch abgelenkt werden (Leichenmahl – lustige Witwe). Die Menschen reifen durch die Verarbeitung der Trauer und lernen mit analogen Situationen schneller fertig zu werden. Trauer bedarf deshalb als Lernprozeß keiner Therapie.

Ganz anders verhält es sich bei den *Depressionen,* bei denen *übertraurige Gemütsreaktionen* beobachtet werden können, die zum auslösenden Erlebnis sowohl an Intensität als auch an Dauer inadäquat sind. Bei den Depressionen sind die Betroffenen infolge völliger Hoffnungslosigkeit und Entschlußunfähigkeit nicht mehr in der Lage, die tiefe Verzweiflung vernunftmäßig oder durch sinnvolles Handeln zu bekämpfen. Die Depressiven können infolge ihrer ausweglosen Situation sich weder freuen noch die quälende Verstimmung verarbeiten und bedürfen deshalb einer kombinierten Psycho- und Pharmakotherapie.

Wie bereits erwähnt, werden die larvierten Depressionen oft zu spät, wenn überhaupt, diagnostiziert. Die Diagnose *larvierter Depressionen* sollte aber nur ge-

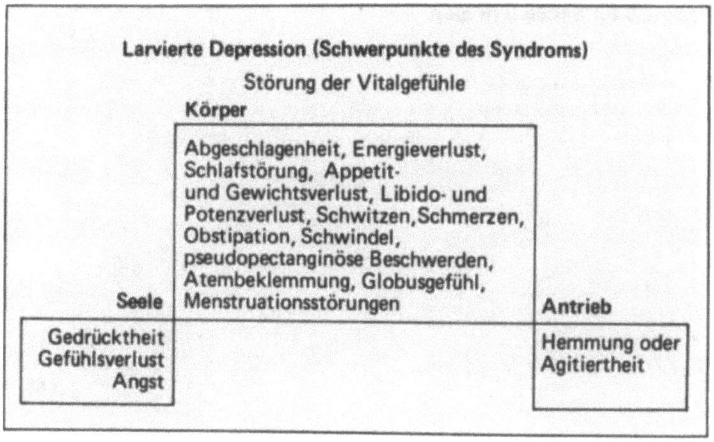

Abb. 1

```
Larvierte Depression (Schwerpunkte des Syndroms)
          Störung der Vitalgefühle
     Körper
          Abgeschlagenheit, Energieverlust,
          Schlafstörung, Appetit-
          und Gewichtsverlust, Libido- und
          Potenzverlust, Schwitzen, Schmerzen,
          Obstipation, Schwindel,
          pseudopectanginöse Beschwerden,
          Atembeklemmung, Globusgefühl,
  Seele   Menstruationsstörungen           Antrieb
Gedrücktheit                            Hemmung oder
Gefühlsverlust                          Agitiertheit
Angst
```

Abb. 2

Prozentuale Verteilung der somatischen Symptome bei endogenen Depressionen	
Schlafstörungen	98%
Müdigkeit	83%
Engegefühl in Hals und Brust	75%
Appetitstörungen	71%
Obstipation	67%
Gewichtsverlust	63%
Kopfschmerzen	42%
Schmerzsyndrom: Nacken/Wirbelsäule	42%
Magen-Darm-Beschwerden	36%
Herzbeschwerden	25%

stellt werden, wenn hinter der körperlichen Maske ein depressives Zustandsbild nachgewiesen werden kann. In Abb. 1 ist schematisch das heutige Konzept der larvierten Depressionen dargestellt.

Die körperliche Maske kann in einer Vielfalt von vegetativen Störungen und funktionellen Organbeschwerden bestehen und vermag deshalb die Symptome fast jeder Krankheit vorzutäuschen. Die Vielfalt und die Häufigkeit der vegetativen Symptome sind in Abb. 2 dargestellt.

Selbstverständlich muß bei jeder körperlichen Störung eine gründliche somatische Untersuchung durchgeführt werden. Sofern eine genaue Anamnese und eine gründliche körperliche Durchuntersuchung keinen Hinweis auf eine *somatische Erkrankung* ergeben, ist durch eine vertiefte Anamnese und eine gezielte Exploration die körperliche Maske zu heben, um das depressive Syndrom dahinter aufzudecken. Dabei haben sich folgende Fragen, die vom Internationalen Komitee für Prophylaxe und Therapie der Depression zusammengestellt wurden, bewährt (Abb. 3):

Das Augenmerk hat sich besonders auf *Verlust* der *Freudeempfindungsfähigkeit,* der Entschlußfähigkeit, des Interesses,

18 Diagnostik larvierter Depressionen

Beispiele für Schlüsselfragen

1. Können Sie sich noch freuen?
2. Wie steht es mit Ihrem Interesse, ist es noch wie früher?
3. Sind Sie weniger initiativ als noch vor Wochen oder Monaten?
4. Fühlen Sie sich tagsüber erschöpft, ohne Schwung?
5. Fühlen Sie sich nervös, innerlich gespannt, ängstlich?
6. Fällt es Ihnen schwer, Entscheidungen zu treffen?
7. Haben Sie Schlafstörungen?
8. Haben Sie Schmerzen, verspüren Sie einen Druck auf der Brust?
9. Haben Sie wenig Appetit, haben Sie an Gewicht verloren?
10. Haben Sie Schwierigkeiten in sexueller Hinsicht?
11. Neigen Sie in letzter Zeit vermehrt zum Grübeln?
12. Plagt Sie das Gefühl, Ihr Leben sei sinnlos geworden?

Abb. 3

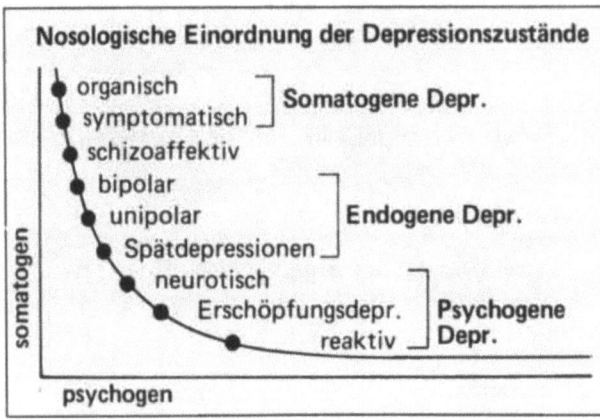

Abb. 4

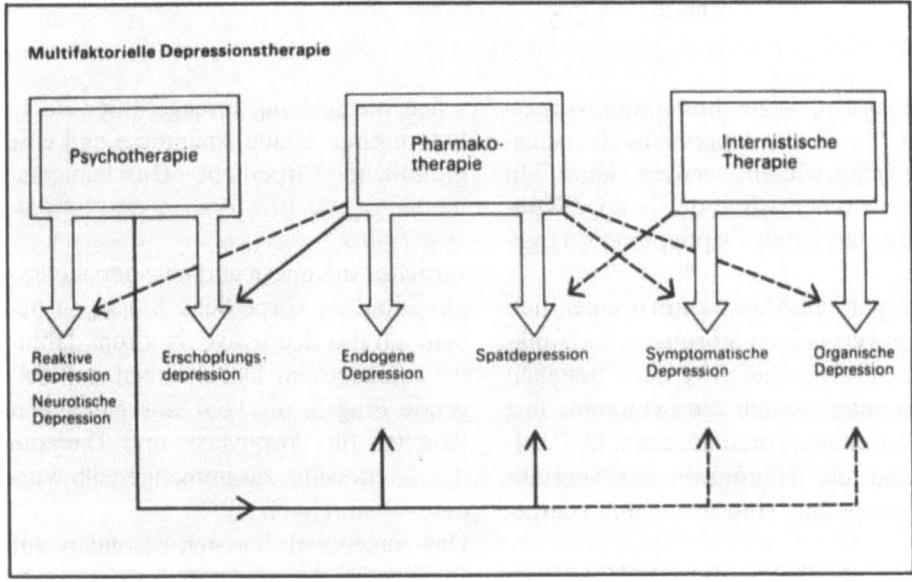

Abb. 5

aber auch auf das Gefühl der *Sinnlosigkeit des Lebens* mit Tendenz zum Grübeln und Verschiebung der Grundstimmung in Richtung der Ängstlichkeit und des Pessimismus zu richten. Je mehr depressive Symptome nachweisbar sind, um so mehr wird der Verdacht verstärkt, daß ein depressives Zustandsbild vorliegt.

Hat sich aufgrund einer genauen Anamnese, zu der natürlich auch die Heredität, der Verlauf und die familiäre, berufliche und psychosoziale Umweltsituation gehören, die Vermutung auf ein depressives Geschehen erhärtet, so besteht der nächste Schritt in einer Doppelregistrierung im Sinne einer *nosologischen* und *phänomenologischen* Diagnostik.

Diese nosologische Einordnung (Abb. 4) hat sich bewährt, da aus ihr direkt die *Basistherapie*, der Verlauf und die Prognose abgeleitet werden können. Sie wurde denn auch von der WHO in der 9th Revision of International Classification of Disease, welche seit dem 1. Januar 1980 in Kraft getreten ist, übernommen.

Wie bereits erwähnt, läßt sich aus der nosologischen Diagnose direkt die Indikation für die Basistherapie ableiten.

Phänomenologische Diagnose

Im depressiven Zustandsbild überwiegen:

1. Traurigkeit, Bedrücktheit, Niedergeschlagenheit
2. Angst, Erwartungsangst, ängstliche Agitation
3. Hemmung, Verlangsamung, Antriebsschwäche, Apathie
4. Körperliche Symptome, vegetative Dystonie und funktionelle Organbeschwerden (larvierte Depression)

Abb. 6

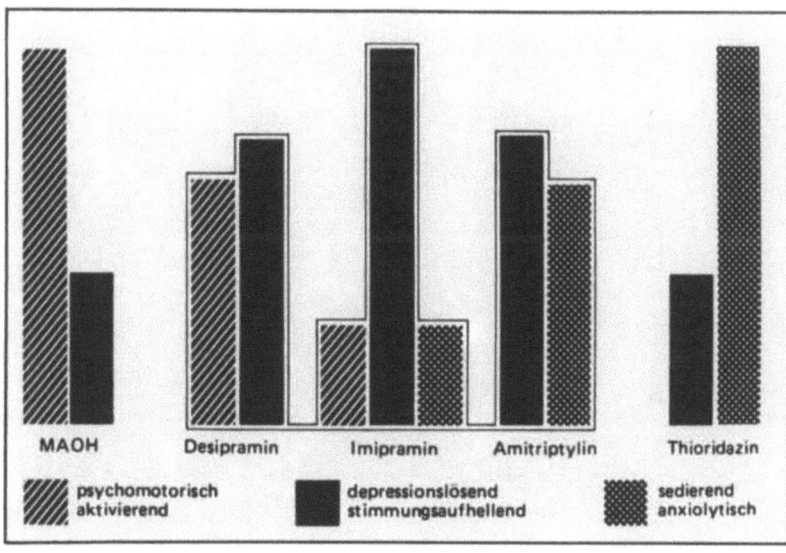

Abb. 7. Wirkungsprofile der Antidepressiva

Sowohl bei den psychogenen wie bei den endogenen Depressionen ist, wie Sie aus Abb. 5 ersehen, eine Kombination von Psycho- und Pharmakotherapie notwendig.

Leider genügt die nosologische Diagnose für eine erfolgversprechende Therapie nicht, sondern es müssen auch die *phänomenologischen Aspekte* berücksichtigt werden. Dabei sind im wesentlichen vier Zielsymptome (Target symptoms nach Freyhan) zu unterscheiden: traurig-bedrückt, ängstlich-agitiert, gehemmt-apathisch oder psychosomatisch-larviert (Abb. 6). Voraussetzung für eine *erfolgversprechende Therapie* ist die Wahl des richtigen Antidepressivum für den richtigen Patienten in der richtigen Dosierung. Die Antidepressiva, die heute zur Verfügung stehen, besitzen in unterschiedlichem Ausmaß *drei primäre Wirkungsqualitäten,* nämlich primär: vorwiegend einen stimmungsaufhellenden, einen anxiolytischen oder antriebssteigernden Effekt.

Die Antidepressiva lassen sich entsprechend ihren *Wirkungsprofilen in drei Hauptgruppen* unterteilen (Abb. 7):

Aus den Wirkungsprofilen läßt sich ohne weiteres die Indikation des einzusetzenden Antidepressivum ableiten. Es sollte dasjenige Antidepressivum verordnet werden, dessen Wirkungsprofil der phänomenologischen Diagnose entspricht. Über die Indikationen der Antidepressiva, deren späten Wirkungseintritt und deren Nebenwirkungen, sowie über eine intravenöse Tropfinfusions-Therapie wird Prof. Pöldinger referieren. Jede Depressionsbehandlung ist ohne *Psychotherapie* sinnlos. Über die Prinzipien der Psychotherapie der Depressionen wird Sie Prof. Knoepfel orientieren.

Die Beurteilung des Suizidrisikos

Von Prof. Dr. E. Ringel

Selbstmord hat viele Ursachen, er wird aus den verschiedensten Motiven begangen, kann die eigenartigsten Formen annehmen, ist daher sicherlich nicht leicht zu durchschauen. Die Beurteilung des Suizidrisikos gehört dementsprechend zu den schwierigsten und gefährlichsten Dingen, um so mehr, als jeder Irrtum tödliche Folgen haben kann. Trotzdem glaube ich ohne Anmaßung sagen zu dürfen, daß wir im präsuizidalen Syndrom einen gemeinsamen Nenner der Suizidtendenz gefunden haben, einen echten Indikator bestehender Selbstmordgefahr, und deswegen möchte ich heute in dem knappen Rahmen, den mir die Zeit läßt, wieder einmal darüber berichten und dabei natürlich auch neueste Gesichtspunkte berücksichtigen.

Das präsuizidale Syndrom

Das präsuizidale Syndrom besteht aus drei Bausteinen: *der Einengung, der gehemmten und gegen die eigene Person gerichteten Aggression und den zunehmenden Selbstmordphantasien.*

Die Einengung

Die Einengung tritt in *vierfacher Form* in Erscheinung. Ich beginne mit der *situativen Einengung,* die bedeutet, daß man sich in einer Situation befindet, die man als überwältigend, erdrückend erlebt, der gegenüber man sich klein, ohnmächtig, hilflos, ausgesetzt und ausgeliefert empfindet (= Gefühl, die Dinge nicht mehr gestalten zu können, gefolgt von Nicht-ein-und-aus-Wissen). Diese situative Einengung kann erstens auftreten als Folge eines Schicksalsschlages, wobei das Vorstadium der situativen Einengung die situative Not ist. Durch eine bestimmte Reaktion des Menschen auf eine situative Not, nämlich, daß er verzagt, sozusagen den Kopf verliert, in Panik gerät, nicht Zeit vergehen lassen kann (dies ist ein sehr wichtiger Faktor), wird daraus die situative Einengung. Situative Not ist noch nicht präsuizidal, situative Einengung ist es bereits. Zweitens kann diese situative Einengung auch bei geringfügigen psychischen Traumen auftreten, wenn der Betreffende aufgrund seiner Vorgeschichte für dieses Trauma anfällig ist. Ein Trauma ist immer „subjektiv" zu beurteilen, aber nicht subjektiv aus *unserer Sicht* (wenn *mir* das passierte, wäre es ein schweres oder ein leichtes Trauma, daher muß es für den Patienten genauso sein), sondern aus der Sicht dessen, dem es geschieht (dazu muß man ihn und seine Entwicklung freilich zuerst kennen). Die dritte Möglichkeit ist, daß die situative Einengung durch eigenes Verhalten systematisch herbeigeführt wird, wie wir es bei der neurotischen Lebensverunstaltung sehen, wo ein Unglück nach dem anderen unbewußt „inszeniert" wird, bis schließlich eine ausweglose Situation resultiert. Viertens kann situative Einengung auch dadurch zustande kommen, daß ein Mensch alles durch eine „schwar-

ze Brille" sieht und damit dort eine situative Hoffnungslosigkeit zu entdecken vermeint, wo sie in Wirklichkeit gar nicht besteht (klassisches Beispiel dafür wäre etwa der Krebswahn des endogen Depressiven, der überzeugt ist, daß es für ihn keine Rettung gibt). Bei den Möglichkeiten 2 bis 4, besonders aber 3 und 4 spricht alles für eine schwere Persönlichkeitsstörung, um so leichter wird natürlich die situative Einengung zu suizidalen Reaktionen führen.

Die zweite Form der Einengung betrifft die Wertwelt: Zuerst wäre hier die Reduktion des Selbstwertgefühls zu erwähnen. Es handelt sich also um Menschen, die nicht an sich, nicht an die Wichtigkeit ihrer Existenz glauben, die meinen, sie würden niemandem abgehen, die das Gefühl entwickeln, ob sie auf der Welt seien oder nicht, bedeute dasselbe. Zweitens wäre an die Reduktion der Wertbezogenheit zu erinnern: Der selbstmordgefährdete Mensch verliert sein Angezogensein zu Wert- und Interessensgebieten, immer mehr Dinge werden ihm *„gleichgültig"*. An dieser Stelle muß gesagt werden, daß die beiden vorhin angeführten Faktoren eine besondere Rolle spielen bei den Selbstmorden von Jugendlichen, die in beunruhigendem Ansteigen begriffen sind. Leider ist die gerne vorgebrachte Theorie, daß nämlich alle Eltern „naturgemäß" ihre Kinder lieben, völlig unhaltbar. Die richtige Elternliebe ist heute seltener als je zuvor, jedenfalls so selten wie eine gute Mann-Frau-Beziehung. Alle Eltern versichern natürlich, ihr Kind zu lieben, und glauben es auch, aber sie lieben es in jener Art, von der Kafka gesagt hat: *„Das eigentliche Elterngefühl ist der Eigennutz der Eltern, das heißt, sie benützen das Kind für ihre Zwecke und zerstören es dadurch."* Diese Zerstörung ist sehr intensiv, das Selbstwertgefühl wird dabei vernichtet, Horst Eberhard Richter und Alice Miller haben darüber in meisterhafter Form berichtet. Die Eltern haben sich im Rahmen dieser Entwicklung heute auch weitgehend von ihrer Pflicht, den Kindern Werte zu vermitteln, zurückgezogen, teils weil ihre eigenen Wertsysteme zerbrochen, teils weil sie über ihren „Autoritätsverlust", nämlich den der falschen, angemaßten Autorität (echte ist selten geworden!) gekränkt sind. Was früher mit geradezu einer Aufdrängung von Werten, die von den Kindern akzeptiert werden mußten, zu viel geschah, das geschieht jetzt zu wenig. So geraten die Kinder in eine Wertverdünnung, in eine ungeheure diesbezügliche Unsicherheit, können den vielzitierten Sinn des Lebens nicht finden: Sie sind eben *„Waisenkinder mit Vater und Mutter"* (Manès Sperber), und die Ersatzgabe rein materieller Werte kann das eingetretene Defizit nicht ausgleichen, erzeugt lediglich Überdruß und Langeweile – beides Vorstufen der Selbstmordtendenz!

Was die Einengung der Wertwelt betrifft, ist noch ein weiterer wichtiger Punkt hinzuzufügen, der gesellschaftspolitisch von Bedeutung scheint (und der Suizid ist ja unter anderem auch ein gesellschaftspolitisches Problem): Jeder Mensch, der anders denkt als die Mehrheit einer Gesamtheit, der also abweichende Wertvorstellungen hat, jeder Mensch dieser Art, der gewöhnlich automatisch zu den Aussätzigen, den Minderwertigen, den Verachteten gerechnet wird, ist schon durch diese wertmäßige Isolation in einer erhöhten Selbstmordgefahr. Nun gibt es aber eben viele Jugendliche, die sich aus Protest gegen die Welt, die ihnen als erstrebenswert vorgegaukelt wird, für die sie sich aber nicht begeistern können, ihre eigenen (zugegebenermaßen oft abstrusen) Wertvorstellungen aufbauen: sie geraten dann automatisch in die Position des „Abweichlers" und damit des Suizidgefährdeten.

Die dritte Form der Einengung, nämlich

die dynamische Einengung, stellt in gewissem Sinne – so glaube ich – das Herzstück des präsuizidalen Syndroms dar. Dynamische Einengung ist nicht zu verwechseln mit dynamischer Restriktion, Menschen im adynamischen Zustand (wie er z. B. oft bei Krebskranken im terminalen Stadium besteht) begehen keinen Suizid, denn zu dieser Aktion gehört eine enorme zusammengeballte Kraft. Eine endogene Depression täuscht mit ihrer Hemmung oft einen Zustand der nicht vorhandenen Dynamik vor, aber „unterirdische" Dynamik ist reichlich vorhanden, sie ist nur gleichsam in einen Schraubstock gepreßt, kann sich aber jederzeit freimachen und zum Selbstmord führen. Der Begriff der dynamischen Einengung meint, daß sich die Gefühle des Menschen in eine einzige Richtung bewegen, etwa in die Richtung der Depression, ganz besonders in die Richtung der Verzweiflung, der Hoffnungslosigkeit, und daß die Gegenregulationsmechanismen, die einen Ausgleich der Gefühlswelt herbeizuführen vermögen, versagen. Im Krieg hat Gottfried Benn, der nicht nur ein grandioser Dichter, sondern auch ein ganz hervorragender Arzt und psychologischer Beobachter war, gesagt: *„Der Entschluß zum Selbstmord entsteht in den Bereichen der menschlichen Persönlichkeit, die irrational und elementar sind."* Selbstverständlich können wir für jedes Suizidgeschehen, weil wir eben Verstand besitzen, eine Rationalisierung vornehmen. In Wirklichkeit aber ballen sich in unserer Gefühlswelt jene Kräfte zusammen, die den Menschen dann mit einer unglaublichen Gewalt aus der Anziehungskraft der Selbsterhaltung herausschleudern, hinein in die Selbstvernichtung. Es kann nicht oft und ernst genug betont werden, daß der Mensch zwar auf der einen Seite so perverse Situationen erfunden hat, wie zum Beispiel das Konzentrationslager, in dem die Möglichkeit, Selbstmord zu begehen, vielleicht die letzte Freiheit blieb, die einem Menschen zur Verfügung stand. Aber wenn wir von solchen Extremsituationen, die doch wohl die Minderheit darstellen, absehen, können wir auf der anderen Seite sagen, daß der Selbstmord in der überwiegenden Mehrzahl aller Fälle mit dem, was man im Deutschen „Freitod" nennt, nicht das geringste zu tun hat, weil er in einem Zustand begangen wird, der freien Willen zumindest weitgehend reduziert, wenn nicht sogar aufhebt. Zu der beschriebenen dynamischen Einengung gehört auch, was ich ganz besonders hier erwähnen will, weil es für die Praxis besonders wichtig ist: die Einengung der Abwehrmechanismen. Wenn wir einen Menschen bezüglich Selbstmord zu beurteilen haben, müssen wir immer prüfen, über wie viele Abwehrmechanismen er konkret verfügt: Je mehr Abwehrmechanismen er anwendet, desto mehr ist die Selbstmordgefahr reduziert. Ein Beispiel dafür wäre der Abwehrmechanismus *„Somatisierung"*, weswegen bei psychosomatischen Erkrankungen die Suizidgefahr im allgemeinen reduziert erscheint. Selbst noch die Sucht wäre ein Beispiel für das, was man lateinisch „Pars pro toto" nennt: man opfert Teile des Körpers, um das Ärgste (den Selbstmord) zu verhindern oder zumindest hinauszuschieben. Freilich kommt es gerade bei der Sucht oft zum Versagen der Abwehrmechanismen, und zwar dann, wenn durch die Sucht die soziale Position zerstört und das Schuldgefühl unerträglich geworden ist. Andere Beispiele: Je mehr Konversion, je mehr Überkompensation, desto wahrscheinlicher ist es, daß die Selbstmordtendenz, wenn sie sich überhaupt durchsetzt, nur in abgeschwächter Form auftritt.

Der vierte und letzte Punkt der Einengung wäre die Einengung der zwischenmenschlichen Beziehungen. Es ist eine

Tatsache, daß in der überwiegenden Mehrzahl aller Fälle der Selbstmordgefährdete ein vereinsamter Mensch ist. Unter vereinsamten Menschen darf man sich freilich nicht, wie in den tragischen Fällen des Altersselbstmordes, Menschen vorstellen, die wirklich ganz allein sind, niemanden haben, der sich um sie kümmert, dem sie abgehen, weswegen auch ihr Tod oft tagelang nicht bemerkt wird, sondern solche, die zwar äußerlich über Beziehungen verfügen, aber innerlich isoliert sind, weil sie sich unverstanden fühlen, weil sie nebeneinander einherleben ohne Kommunikation, belastet durch ein totales Entfremdungserlebnis, weil sie – entgegen leeren verbalen Versicherungen – in der Stunde der Bewährung auf niemanden zählen können, der Hilfe leistet. Das ist der Tatbestand, den Wildgans meint, wenn er ausruft: „So einsam kann man sein auf Gottes Erde"; den Paul Valéry in die Worte faßt: „Für den Selbstmörder bedeutet jeder andere nur Abwesenheit"; und der Hermann Hesse zu einem seiner schönsten Gedichte veranlaßte: „Seltsam im Nebel zu wandern, leben heißt einsam sein, kein Mensch kennt den anderen, jeder ist allein." Für die Praxis der Selbstmordverhütung muß aus dieser Erkenntnis der Schluß gezogen werden, daß man in allen Fällen sich nicht mit der Registrierung bestehender Beziehungen begnügen darf, sondern immer auch zu prüfen hat: Was sind diese Beziehungen in Wirklichkeit wert? Und noch etwas folgert daraus: Wir (und dies gilt besonders auch für Ärzte) haben die Pflicht, diese Isolation zu durchbrechen, indem wir eine gute und tragfähige Beziehung zum Gefährdeten aufbauen.

Der „Freudsche Baustein"

Nun zum *zweiten Baustein* des präsuizidalen Syndroms, den man mit Fug und Recht den *Freudschen Baustein* nennen kann, denn Freud war der erste, der die bedeutende Rolle, welche die Aggression für den Selbstmord spielt, entdeckte. Drei Stadien lassen sich abgrenzen: Zuerst ballt sich in einem Menschen, gewöhnlich durch Frustrierung schon in der Kindheit, natürlich aber auch durch andere und spätere Enttäuschungserlebnisse, eine ungeheure aggressive Kraft zusammen. Diese Aggression kann aus vielen Gründen, wie etwa Gewissensverbot, Zivilisation (die automatisch zu immer größerer Triebunterdrückung führt) und Entfremdung (denn die zwischenmenschlichen Beziehungen dienen zweifellos, wenn sie gut sind, auch der Aggressionsabreaktion aneinander), nach außen nicht entladen werden. So entsteht das Gefühl *„ohnmächtiger Wut"*, welche schließlich zur Umkehr der Aggression gegen die eigene Person führt, zu dem, was die Amerikaner mit einem ausgezeichneten Ausdruck als *„Implosion"* bezeichnen, also als eine Explosion, die nach innen erfolgt. Diese Implosion trifft aber natürlich auch die Umwelt mit, sie ist ein Vorwurf, eine Anklage gegen die nächste Umgebung, vielleicht auch gegen die Gesellschaft und Gott: Zwar wird zuerst die eigene Person getroffen, aber es findet damit zugleich eine Rachetendenz an anderen ihre Befriedigung, wie es Adler ausgedrückt hat. Vor einiger Zeit behandelte ich ein Mädchen nach einem Selbstmordversuch, wobei sich herausstellte, daß bereits eine ihrer vier Schwestern Selbstmord begangen hatte. In einer der ersten Unterredungen fragte ich es: Mädchen, wie hätten die Eltern weiter existieren sollen, wenn sie jetzt hätten erleben müssen, ein zweites Kind durch Selbstmord sterben zu sehen? Die Antwort kam blitzschnell: „So viele Kinder, wie meine Eltern verdienen würden, durch Selbstmord zu verlieren, soviel können sie im ganzen Leben nicht zeugen." Deutlicher und tragischer kann die

Rolle der Aggression im Selbstmord nicht dargestellt werden: weil der direkte Weg nicht möglich ist, wird über den eigenen Tod der indirekte gewählt, sie auszudrücken. Natürlich spielt die hier beschriebene Aggressionsproblematik auch eine ganz entscheidende Rolle für das Zustandekommen der dynamischen Einengung; denn Depression ist ja, psychodynamisch gesehen, nichts anderes als gehemmte Aggression.

Der letzte Baustein des präsuizidalen Syndroms ist das Überhandnehmen von Selbstmordphantasien. Menschen flüchten aus einer unerträglichen Wirklichkeit in drei Phasen ins Phantasieren des Todseins, des Selbstmordes und schließlich in konkrete Vorstellungen, wie sie den Suizid durchführen wollen (gefährlichstes Stadium!). Was zuerst wie ein selbstgewählter (aktiv intendierter) Entlastungsmechanismus aussieht (Hesse läßt im „Steppenwolf" Harry Haller schwere Zeiten dadurch überstehen, daß er sich immer wieder vorstellt, er könne sich ja immer noch etwa an seinem 50. Geburtstag umbringen), entpuppt sich später aber als Bumerang: denn nun machen sich die Selbstmordgedanken selbständig, drängen sich gegen den Willen auf und immer intensiver in den Tod.

Der positive Aspekt

Dennoch haben diese zunehmenden Selbstmordphantasien auch einen positiven Aspekt: denn wie das Sprichwort sagt, „Wes das Herz voll ist, des geht der Mund über"; und so beginnen diese Menschen in der Labilitätsphase, die *Pöldinger* so ausgezeichnet beschrieben hat, in der Leben und Sterben noch miteinander im Kampf liegen, über ihre Selbstmordabsichten zu sprechen. In all diesen Ankündigungen ist die Hoffnung enthalten, verstanden und „von dem letzten schweren Schritt", um es mit Goethe zu sagen, zurückgehalten zu werden. Freilich erfolgen diese „Hilferufe" oft in indirekter Form, so daß gleichsam dem Leben und dem Tode eine Chance gegeben wird. So „gütig" sind die Leute im allgemeinen nicht, daß sie sagen, morgen werde ich mich auf diese oder jene Weise umbringen (auch das kommt vor, auch das wird oft genug ignoriert). Man muß eben lernen, die chiffrierten Nachrichten zu „enträtseln". So hat zum Beispiel eine 18jährige vor der Matura ihre Freundin, die sie zu einer Party eingeladen hatte, angerufen und gesagt: An dieser Gesellschaft werde ich nicht mehr teilnehmen! Hätte nicht das Wort „mehr" auffallen müssen? Es kommt oft wirklich auf jedes Wort an, man muß äußerst wach und wachsam sein, wenn man Selbstmord verhindern will. Später, wenn es zu spät ist (wie leider in diesem Fall), erkannt man den „tieferen Sinn" mühelos, warum nicht früher? Es ist nur schwer zu verstehen, warum die Ankündigungen in der überwiegenden Mehrzahl überhört werden: 90 von 100 Selbstmorden ließen sich verhindern, würden Mitmenschen den Satz der Bibel erfüllen: „Wer Ohren hat zu hören, der höre." So aber bleibt in unserer Realität nichts anderes übrig, als zu analysieren, warum diese Warnungen (oft auch von Ärzten) einfach nicht wahrgenommen (= für wahr genommen) werden: Man wird dies mit Unwissenheit, viel mehr aber noch mit gestörten zwischenmenschlichen Beziehungen in Zusammenhang bringen müssen. Weil wir aneinander vorbeileben, hat der Tod eine größere Chance als das Leben.

Interpretation und Ausblick

Die zunehmenden Selbstmordzahlen beweisen meiner Meinung nach zweierlei: erstens, daß durch falsche Erziehung immer mehr selbstmordgefährdete Menschen heranwachsen, und zweitens, daß Selbstmordverhütung nur möglich ist, wenn die sogenannten Fachleute von der sogenannten Bevölkerung unterstützt werden. Ich hoffe heute gezeigt zu haben, daß das präsuizidale Syndrom keine Geheimwissenschaft ist, daß sie sich jeder zu eigen machen, damit auf bestehende Selbstmordgefahr aufmerksam werden, sich durch echte Zuwendung hilfreich erweisen kann. Und wenn er sehen sollte, daß er an die Grenze seiner Möglichkeiten gekommen ist, dürfte er nicht zögern, diejenigen zu konsultieren, die dafür spezifisch zuständig sind, ganz besonders natürlich die Ärzte. Deren Aufgabe wäre es dann, „fachmännisch" festzustellen, in welchem Ausmaß das präsuizidale Syndrom vorhanden ist und im Rahmen welcher psychischen Erkrankung es sich entwickelt hat: davon wird dann die richtige Therapie abhängig sein (das präsuizidale Syndrom eröffnet nicht nur diagnostische, sondern auch Gesichtspunkte einer spezifischen antisuizidalen Therapie).

Im Jahre 1828 hat ein *Selbstmörder* gleichsam als Abschiedsbrief ein Gedicht hinterlassen, welches das präsuizidale Syndrom komplett vorwegnimmt, jedem seiner Bausteine ist gleichsam eine Strophe gewidmet:

Immer enger wird mein Denken,
immer blinder wird mein Blick,
mehr und mehr erfüllt sich täglich
mein entsetzliches Geschick.

Kraftlos schlepp ich mich durchs Leben,
jeder Lebenslust beraubt,
habe keinen, der die Größe
meines Elends kennt und glaubt.

Doch mein Tod wird euch beweisen,
daß ich Jahre, jahrelang
an des Grabes Rand gewandelt,
bis es jählings mich verschlang.

Dieses Gedicht sagt noch etwas aus: das präsuizidale Syndrom kann sehr rasch entstehen, aber in der großen Mehrzahl der Fälle entwickelt es sich über eine lange Periode *(„Jahrelang an des Grabes Rand gewandelt"),* und das gäbe gerade uns Ärzten auch über längere Zeit eine Chance, helfend einzugreifen. Es wird jetzt viel davon geredet, daß der Mensch ein Recht habe, zu sterben, und insbesondere auch ein Recht darauf, durch Selbstmord zu sterben. Ich möchte dieses Recht nicht in Abrede stellen, aber so weit darf es doch nicht kommen, das Recht derer, die den Verzweifelten helfen wollen, sofern diese Hilfe nicht aufgedrängt, sondern angeboten wird, anzuzweifeln. Wir sollten uns vielmehr des Hölderlinschen Wortes besinnen: „Wo Gefahr ist, wächst das Rettende auch."

Man hat auf der einen Seite gesagt (viele Betroffene brachten dies zum Ausdruck), es sei unglaublich, daß man sich so in die Verfassung eines Selbstmörders hineindenken könne, wie es mit der Beschreibung des präsuizidalen Syndroms gelungen ist; man hat auf der anderen Seite (wie etwa Günter Myrell) geklagt, daß auch die Entdeckung des präsuizidalen Syndroms die Selbstmordziffern nicht zu senken vermochte. Ich frage mich: ist dies die Schuld dieses Syndroms? Kommen nicht – aus welchen Gründen auch immer – die Gefährdeten viel zu selten zum Arzt und wissen nicht die Ärzte viel zu wenig darüber Bescheid? Sicher genügt es nicht, die drei Bausteine des Syndroms nach Art eines Rigorosanten aufsagen zu können, vielmehr ist es nötig, ihren inneren Gehalt zu erfassen, zu lernen, wie man nach den einzelnen Symptomen fragt. Daß das noch nicht im nötigen Umfang geschah, ist vielleicht mit meine Schuld: die Ausführungen hier dienen nicht zuletzt dem Ziele, diese Schuld zu reduzieren.

Der therapeutische Zugang zu depressiven und suizidalen Patienten

Von Prof. Dr. W. Pöldinger

Habe ich den suizidalen Patienten einmal als solchen erkannt, sei es mit Hilfe des präsuizidalen Syndroms nach *Ringel* oder nach einer Symptomliste von *Kielholz* und Mitarbeitern, die sich vor allem für die Erkennung suizidaler depressiver Patienten eignet, so besteht die nächste Aufgabe, zu verhindern, daß diese suizidale Entwicklung zu einer Suizidhandlung führt. In Abbildung 1 sind die wesentlichen Maßnahmen des Umganges mit Suizidalen zusammengestellt. Hat man den Patienten einmal auf seine Suizidalität angesprochen, so ist es sehr wichtig, ihn darüber ausreden zu lassen, da dies bereits einer kathartischen Wirkung gleichkommt und dadurch zunächst einmal die stärksten Suizidimpulse gemindert werden können. Wenn ich mit dem Patienten über seine Suizidalität gesprochen habe, so muß ich ihm Kontakte anbieten, die er jederzeit benützen kann, wenn er sich neuerlich intensiven Suizidgedanken oder -impulsen ausgesetzt sieht. Dazu ist es vor allem auch wichtig, ihm die Telefonnummer zu geben, unter welcher man jederzeit erreichbar ist. Wenn man nirgends erreichbar ist, so ist es zweckmäßig, dem Patienten neben der Telefonnummer eines Vertreters auch diese der verschiedenen Telefonnotrufe zu geben. In der Schweiz ist dies die „Dargebotene Hand", die unter der Nummer 143 von jedem Telefonapparat aus angerufen werden kann. An diesen Telefonnotrufstellen warten ausgebildete Laien darauf, mit Menschen in Krisen derart anonym zu diskutieren, daß es zur beschriebenen Affektabfuhr kommt, und zudem wird versucht werden, aus dem anonymen Kontakt möglichst rasch einen persönlichen zu machen. Denn intensive zwischenmenschliche Kontakte gehören zu den besten Methoden, Suizidhandlungen unter Kontrolle zu bringen bzw. zu verhindern.

Obwohl es keine Sicherheit darstellt, hat es doch eine Bedeutung, den Patienten ein Versprechen abzunehmen, keine Suizidhandlung zu begehen und sich auf jeden Fall sofort zu melden, wenn derartige Impulse so stark würden, daß es den Patienten schwerfällt zu widerstehen. Selbstverständlich muß man bei suizidalen Patienten auch mit den Angehörigen sprechen, wobei es oft erforderlich ist, sich das Einverständnis des Patienten zusichern zu lassen. Die Angehörigen muß man dahingehend instruieren, den Patienten möglichst wenig alleine zu lassen und das Thema Suizidgedanken und -impulse nicht zu tabuisieren, sondern wenn nötig darüber zu sprechen.

Therapie der Suizidalität

Aussprechen lassen
Kontakte anbieten
Notkontakte sichern, z.B. Telefonnotruf
Versprechen abnehmen
Mit Angehörigen sprechen
Aktivitätsdämpfung mit Neuroleptika
Stimmungsaufhellung mit Antidepressiva

Abb. 1

> **Depressionsbehandlung**
>
> Gesprächstherapie
> Psychopharmakotherapie
> Physiotherapie
> Ergo- und kreative Therapien
> Autogenes Training
> Verhaltenstherapie

Abb. 2

Da ja heute immer mehr suizidale Patienten ambulant behandelt werden, ist es vielfach auch nötig, die Suizidalität auch medikamentös zu dämpfen. Bei depressiven Patienten ist daran zu denken, daß die Antidepressiva in der Regel erst nach einigen Tagen wirken und daher auch erst nach dieser Zeit eine deutliche antidepressive Wirkung entfalten. Es ist daher notwendig, bei der Pharmakotherapie Depressiv-Suizidaler initial ein Neuroleptikum zu geben, um damit die Suizidalität zu dämpfen. Simultan dazu kann bereits mit der antidepressiven Therapie begonnen werden, und wenn sich die stimmungsaufhellende antidepressive Wirkung einstellt, kann die Neuroleptikamedikation langsam ausgeschlichen werden. Dieses Verfahren wird übrigens nicht nur ambulant, sondern auch klinisch bei suizidalen Patienten angewendet.

Da wir wissen, daß über 50% der suizidalen Patienten an Depressionen leiden, kommt natürlich der Depressionsbehandlung im Rahmen der Suizidbekämpfung eine besondere Bedeutung zu.

In Abb. 2 wurden jene Methoden zusammengestellt, welche für die Depressionsbehandlung von großer Bedeutung sind. Es sind dies einerseits die Gesprächstherapie und andererseits die Psychopharmakotherapie, wobei ersterer bei nichtendogenen Depressionen eine größere Rolle zukommt als bei den endogenen Depressionen, bei welchen die Psychopharmakotherapie die Methode der Wahl ist. Auch bei den endogenen Depressionen ist es sehr wichtig, mit den Patienten über ihre Probleme zu sprechen sowie auch mit den Angehörigen. Eine besondere Bedeutung kommt natürlich in der Depressionsbehandlung der Verhaltenstherapie zu, auch wenn diese Verhaltensmodifikationen nicht expressis verbis als Verhaltenstherapie bezeichnet werden.

Wie den gesprächstherapeutischen kommt auch den verhaltenstherapeutischen Methoden bei den psychoreaktiven Depressionen eine größere Bedeutung zu als bei den endogenen Depressionen. Nach *Bloeschl* kommen heute für die Verhaltenstherapie von Depressionen vor allem folgende schwerpunktsmäßige Ansätze zum Tragen:

1. Der angstorientierte Ansatz geht unter anderem auf das Konzept der Schutzhemmung von *Pawlow* zurück, der einen sinnvollen Erschöpfungszustand des Nervensystems nach Übererregung in der Depression sieht. Von Bedeutung ist auch das Konzept der konditionierten Hilflosigkeit. Die Angst wird jeweils als wesentliches Symptom aufgefaßt und durch eine Kombination von Desensibilisierung und Selbstbehauptungstraining zu beeinflussen versucht.

2. Verstärkerorientierte Ansätze sehen in der Depression vor allem einen Verlust positiver Verstärker. Positive Umweltereignisse als Reaktion auf eigenes Verhalten treten in der Depression seltener auf. In der Therapie lernt der Patient die Wiederherstellung adäquater Verstärkerbedingungen durch den Aufbau von Interaktionen und Aktivitäten. Dies hat nicht nur im sozialen, sondern auch im nichtsozialen Rahmen, wie im Leistungs-

und Freizeitbereich, zu erfolgen. Im sozialen Bereich kommt vor allem die Partner- und Familientherapie zum Tragen.

3. Kognitiv psychologische Ansätze: Dazu gehört wieder der Ansatz der gelernten Hilflosigkeit in der Sicht, daß die Erfahrung und dann die generalisierte Erwartung der Unkontrollierbarkeit von Umweltreaktionen die Grundlage der Hilflosigkeit darstellt. Depressionssymptome können auch als Konsequenz bestimmter Verzerrungen des Denkens und der Wahrnehmung aufgefaßt werden. In der Therapie müssen kognitive Schemata der negativen Einschätzung von sich selbst, seiner Umwelt und seiner Zukunft überwunden werden. Durch verstärkerpsychologische Ansätze mittels Hausaufgaben und Verhaltensaufzeichnungen zu konkret positiven Aktivitäten können diese negativen kognitiven Schemata korrigiert werden.

4. Selbstkontrollansätze versuchen durch die Einbeziehung von selbstverstärkenden Ereignissen die Ausarbeitung angemessener Problemlösungsstrategien. Dies geschieht durch Selbstbeobachtungskontrollen und Stimmungsbeurteilungen, welche selektiv negativorientierte Wahrnehmungsstrategien und zu hohe unrealistische Standards zu korrigieren versuchen.

Neben der Psychopharmakotherapie, der Gesprächstherapie und der Verhaltensmodifikation kommt aber auch bei Depressiven der Physiotherapie eine besondere Bedeutung zu, besonders dann, wenn es sich um sogenannte larvierte Depressionen mit einer deutlichen Körpersymptomatik handelt. Es ist jedoch notwendig, sich den Möglichkeiten der Patienten anzupassen und sie nicht zu überfordern. Es empfiehlt sich, eine Physiotherapie den Möglichkeiten angepaßt mit Nackengymnastik zu beginnen, später vielleicht Atemübungen dazuzunehmen, und erst mit der Aufhellung der Depression kann dann zur allgemeinen Gymnastik übergegangen werden.

Da es aber bei Depressiven vor allem auch nötig ist, die gesunde Seite der Persönlichkeit zu fördern, kommt den verschiedenen ergotherapeutischen und kreativtherapeutischen Maßnahmen eine besondere Bedeutung zu. Wir haben die Erfahrung gemacht, daß sich besonders bei Patienten, welche Schwierigkeiten haben, sich verbal auszusprechen, diese Behandlungen sehr bewährt haben, wobei wir speziell die Musiktherapie erwähnen möchten.

Entgegen früheren Annahmen ist aber auch das autogene Training bei Depressionen nicht kontraindiziert, wenn es auch in der Regel erst mit der Aufhellung der Depression eingesetzt werden kann. Hier kommt ihm dann aber eine sehr große Bedeutung zu, da einerseits eine Reduktion der Angst mit dem autogenen Training erreicht werden kann und zudem durch die formelhaften Vorsatzbildungen das Verhalten in dem Sinne modifiziert werden kann, daß sich der Patient immer mehr positiven Einstellungen und aktiven Tätigkeiten zuwendet.

Hat man sich zur Psychopharmakotherapie entschlossen, so kommt natürlich, wie wir schon bei der Suizidalität gehört haben, nicht nur den Antidepressiva eine wichtige Bedeutung zu. Steht Angst im Vordergrund, so haben sich in Kombination zu den Antidepressiva vor allem Beta-Blocker, Neuroleptika in kleinen Dosen oder vorübergehend Tranquilizer bewährt. Diese Therapie ist jedoch in der Regel nur so lange fortzusetzen, bis die depressionsaufhellende Wirkung der Antidepressiva so weit fortgeschritten ist, daß auch die Angst deutlich beeinflußt wird. Die Wichtigkeit der Neuroleptika zur Beeinflussung der Suizidalität wurde bereits erwähnt. Diesen Medikamenten

Psychopharmaka in der Depressionsbehandlung	
Depressivität	Antidepressiva
Angst	Beta-Blocker
	Neuroleptika
	Tranquilizer
Suizidalität	Neuroleptika
Agitiertheit	Neuroleptika
Schlafstörungen	L-Tryptophan
	Chloralhydrat
	Neuroleptika
	Benzodiazepine

Abb. 3

kommt aber auch bei psychomotorischer Agitiertheit eine große Bedeutung zu.
Eines der wichtigsten depressiven Syndrome sind die Schlafstörungen. Da wir heute sehr viel mehr über die Interaktionen zwischen den verschiedenen Medikamenten wissen, verzichten wir heute weitgehend auf Barbiturate, da diese durch Enzyminduktion in der Leber zu einem rascheren Abbau der Antidepressiva führen, was entweder die Wirkung beeinträchtigt oder zu einer Dosissteigerung führen muß. Aufgrund neuester Forschungsergebnisse hat sich vor allem L-Tryptophan in einer Dosis von 1000 bis 2000 mg abends bewährt, wobei *Schneider* speziell darauf hingewiesen hat, daß der schlafinduzierende Effekt von L-Tryptophan noch dadurch verbessert werden kann, daß man es intermittierend gibt, nämlich 4 Tage lang und dann 3 Tage eine Pause einsetzt. Diese schlafinduktive Therapie mit L-Tryptophan ist auch deswegen von großer Bedeutung, da L-Tryptophan vor allem bei agitierten und ängstlichen Depressionen eine eigene antidepressive Wirkung entfalten kann. Diese ist aber nicht so verläßlich wie diejenigen der trizyklischen und nichttrizyklischen Antidepressiva, so daß eine Monotherapie mit L-Tryptophan nur in seltenen Fällen möglich ist. Reicht L-Tryptophan zur Schlafinduktion nicht aus, so hat sich auch Chloralhydrat in Dosen ebenfalls von 500–2000 mg bewährt. Auch Neuroleptika, besonders solche mit Breitbandwirkung wie beispielsweise Thioridazin haben sich bei dieser Indikation bewährt. Muß man aber zu einem eigentlichen Hypnotikum greifen, so haben sich vor allem die für die Schlafinduktionen wichtigen Benzodiazepinderivate bewährt. Wenn man sie nicht zu lange anwendet, kommt es in der Regel zu keiner Toleranz, die Dosis muß also nicht gesteigert werden, und wenn man sie absetzt, hat man bei diesen Derivaten auch nicht mit einer Entziehungsinsomnie zu rechnen. Bei Flurazepam im besonderen sehen wir auch keine Rebound-Insomnie beim Absetzen, und Benzodiazepine zeigen auch kaum Interaktionen mit anderen Pharmaka.
Wenn wir uns nun den eigentlichen Antidepressiva zuwenden, welche in Abb. 4 zusammengestellt wurden, so wurde dabei das Einteilungsschema nach *Kielholz* berücksichtigt, welches neben der antidepressiven Wirkung vor allem auf die psychomotorisch aktivierende, stabilisierende oder dämpfende Wirkung hinweist. In der Abbildung wurden sowohl die MAO-

Hemmer als auch die trizyklischen und nichttrizyklischen Antidepressiva bezüglich dieser Einteilung zusammengestellt. Diese Unterscheidung ist wichtig, da man bei agitierten ängstlichen und suizidalen depressiven Patienten nach Möglichkeit nicht ein aktivierendes Antidepresivum verordnet, da dadurch die Suizidalität nur gesteigert werden kann. Entschließt man sich in speziellen Fällen zu einer solchen Therapie, so ist diese sicher mit einem Neuroleptikum zu kombinieren. Bei agitiert ängstlichen Depressionen haben sich vor allem die psychomotorisch dämpfenden Antidepressiva bewährt, während sich die psychomotorisch stabilisierenden Antidepressiva vor allem bei phänomenologisch vitalen Depressionen, besonders bei solchen mit psychosomatischen Symptomen im Sinne der larvierten oder maskierten Depression, bewährt haben.

Stellt sich bei einer derartigen peroralen antidepressiven Medikation auch bei dem Versuch mit zwei verschiedenen Antidepressiva für die Dauer von 2–3 Wochen kein Erfolg ein, so sprechen wir von therapierefraktären Depressionen. Bei diesen haben sich vor allem Infusionsbehandlungen bewährt, welche heute besonders in der Schweiz vielfach auch ambulant angewendet werden. Zwecks schnellerem Wirkungseintritt kann die Therapie auch ambulant intravenös begonnen werden. In Abbildung 5 wurden jene Antidepressiva zusammengestellt, welche intravenös in Infusionsform gegeben werden können, wobei die dämpfende Wirkung in der Reihenfolge abnimmt. Da ja die Antidepressiva den Metabolismus der biogenen Amine beeinflussen und für diesen Metabolismus aber ein eisenhaltiges Ferment von Bedeutung ist, kann bei Therapieresistenz auch versucht werden, bei Eisenmangel dieses zu substituieren.

Nach Empfehlung von *Kielholz* hat sich

Antidepressiva
Internationale Kurzbezeichnung (INN)

1. Nicht MAO-Hemmer

1.1. *psychomotorisch aktivierend*
Desipramin
* Nomifensin
Nortriptylin

Protriptylin

1.2. *psychomotorisch stabilisierend*
Clomipramin
Dibenzepin

Dimetacrin
Imipramin

Imipraminoxid
Lofepramin
* Maprotilin

Melitracen
* Mianserin
* Viloxazin

1.3. *psychomotorisch dämpfend*
Amitriptylin

Amitriptylinoxid

Doxepin
(z. B. Aponal®)

Opipramol
* Trazodon

Trimipramin

2. MAO-Hemmer
Isocarboxazid
Tranylcypromin

* Nichttrizyklische Antidepressiva

Abb. 4

> **Behandlung therapieresistenter Depressionen**
> Infusionsbehandlung
>
> | | |
> |---|---|
> | Doxepin (z. B. Aponal®) | 75–150 mg |
> | Amitriptylin | 50–150 mg |
> | Trazodon | 100–400 mg |
> | Maprotilin | 75–150 mg |
> | Clomipramin | 75–150 mg |
> | Dibenzepin | 150–750 mg |
> | Nomifensin | 50–150 mg |
>
> Kombination zweier Antidepressiva oder eines Antidepressivums mit einem Neuroleptikum, z.B. Clotiapin   40–120 mg
>
> Dauertropfinfusion
> evtl. Eisensubstitution
> Kurzzeitige intensive Neuroleptikatherapie (i.m.)
> Schlafentzug
> Elektroheilkrampfbehandlung

Abb. 5

> **Begleiterscheinungen der Antidepressivatherapie**
>
> *Antidepressiva*   vegetative
>   Mundtrockenheit
>   Blutdruckschwankungen
>   Schwitzen
>   Akkommodationsstörungen
>   Müdigkeit
>   innere Unruhe
>   Umschlagen depressiver in manische Symptome
>   Aktivierung schizophrener Symptome
>   Tremor
>
> *Lithium*   Tremor
>   Übelkeit
>   Erbrechen
>   Durchfall

Abb. 6

auch eine kurzzeitige intensive Neuroleptikatherapie vor einer neuerlichen antidepressiven Therapie bewährt. Wir haben 1963 dies aus anderen Überlegungen bereits empfohlen. Heute nimmt man an, daß dieses therapeutische Vorgehen zur Rezeptorsensibilisierung führt. Zusätzlich zu der Pharmakotherpie hat sich bei therapieresistenten Depressionen auch ein ein- bis zweimal wöchentlich durchgeführter Schlafentzug bewährt. Dieser muß aber so organisiert werden, daß gewährleistet ist, daß der Patient wirklich keine Gelegenheit hat einzuschlafen.

Besonders durch die Infusionstherapie mit der speziellen Applikationsform der Dauertropfinfusion ist heute die Elektroheilkrampfbehandlung eine Methode, auf die man verzichten kann. Nicht etwa deswegen, weil sie nicht wirken soll oder gefährlich ist, sondern weil heute eine derartig unqualifizierte Hetzkampagne gegen diese Therapie im Gange ist, daß die Patienten vollkommen verunsichert werden und sich in der Regel vor einer solchen Behandlung fürchten.

In besonders gravierenden therapieresistenten Fällen von Depressionen kann es aber auch heute noch die Methode der Wahl sein.

Selbstverständlich haben auch die Antidepressiva, wie alle wirksamen Medikamente, Begleiterscheinungen, und es ist wichtig, die Patienten auf das mögliche Auftreten solcher aufmerksam zu machen, da sie sonst das Vertrauen in die Therapie verlieren und unter Umständen die Medikation abbrechen mit dem Risiko, erneut in eine schwere Depression zu verfallen und suizidal zu werden. Unter den Begleiterscheinungen kennen wir vor allem die vegetativen Begleiterscheinungen wie Mundtrockenheit, Blutdruckschwankungen, Schwitzen und Akkommodationsstörungen besonders zu Beginn der Behandlung. Besonders bei den dämpfenden Antidepressiva müssen wir auch mit einer Müdigkeit rechnen, und es ist daher wesentlich, die Patienten darauf aufmerksam zu machen, daß sie die erste Dosis am besten am frühen Abend nehmen, um selbst ihre Empfindlichkeit bezüglich Müdigkeit kontrollieren zu können, weil davon unter Umständen die Frage abhängig ist, ob am nächsten Tag ein Motorfahrzeug benützt werden kann oder nicht. Besonders günstig für eine derartige Erprobung hat sich die Methode bewährt, die erste Medikation am Freitagabend, nachdem das Motorfahrzeug abgestellt wurde, einzunehmen, so daß der Patient bis zum Montagmorgen Gelegenheit hat, seine eigene Fahrtüchtigkeit und deren eventuelle Beeinträchtigung durch Müdigkeit abschätzen zu können, bzw. besteht auch die Möglichkeit, daß sich die Müdigkeit bis dahin zurückbildet, also meistens nur initial auftritt. Gelegentlich kann auch innere Unruhe auftreten, und in seltenen Fällen bei zyklischen Depressionen kann auch eine depressive Phase in eine manische umschlagen. Bei schizoaffektiven Depressionen, das heißt Mischzustandsbildern zwischen depressiver und schizophrener Symptomatik, ist stets mit einer neuroleptischen Therapie zu kombinieren, da wir sonst unter Umständen eine Aktivierung schizophrener Symptome sehen.

Auf der Abb. 6 wurden auch die wichtigsten Begleiterscheinungen der Lithiummedikation angeführt, welche wir immer dann in die Wege leiten, wenn die zweite oder dritte endogene depressive Phase in kurzen Intervallen aufgetreten ist. Dabei ist es wichtig, einschleichend zu dosieren und dann die Dosierung so einzustellen, daß ein Serumspiegel zwischen 0,6 und 1,0 mVal gewährleistet ist. Laborkontrollen sind besonders wichtig, um die Untergrenze nicht zu unterbieten, weil es sonst zu neuerlichem Auftreten von Depressionen kommen kann. Eine Überdosierung kann an den beschriebenen Begleiterscheinungen erkannt werden.

Bei jenen Patienten, die entweder auf Lithium nicht reagieren, es nicht vertragen oder nicht bereit sind, sich auf Lithium einstellen zu lassen, kann auch eine Dauermedikation mit kleinen Dosen Antidepressiva versucht werden. Diese kommt sicher nicht an die Lithiumwirkung heran, doch zeigen die Erfahrungen, daß man einer derartigen Therapie auch einen gewissen Erfolg zusprechen kann, wenn dieser auch nicht so gesichert ist wie derjenige der Lithiummedikation.

Zum Schluß ist noch ein Wort *über die Dauer der Medikation* zu sagen. Besonders bei endogenen Depressionen ist es wichtig, die Medikation so lange zu geben, als die Phase spontan anhält, da es sich ja lediglich um eine symptomatische und nicht kausale Wirkung handelt. Wenn wir von früheren Phasen her die Dauer derselben kennen, können wir auch die Dauer der Medikation abschätzen, wenn nicht, sollen wir nicht vor 3 Monaten eine Dosisreduktion oder einen Absetzversuch unternehmen. Kommt es daraufhin zu einer neuerlichen Verschlechterung, ist die Therapie der vorherigen Dosierung weiterhin einige Wochen fortzusetzen, um dann eventuell einen neuerlichen Dosisreduktionsversuch zu machen.

Zusammenfassend kann gesagt werden, daß bei der Depressionsbehandlung bei den endogenen Depressionen der Pharmakotherapie eine besondere Bedeutung zukommt, daß es aber andererseits nicht angängig ist, nur ein Medikament zu verabreichen, ohne mit dem Patienten zu sprechen, denn dies käme der Situation gleich, indem jemand über eine Brücke geht, unterhalb einen Ertrinkenden um Hilfe rufen hört und diesem nur einen Rettungsring zuwerfen würde, ohne sich darum zu kümmern, ob er ihn überhaupt erreicht und wieder an Land kommt. Dies gilt ganz besonders für suizidale Patienten, denn ein guter zwischenmenschlicher Kontakt wie auch ein gutes Arzt-Patienten-Verhältnis ist oft das sicherste Mittel, eine Suizidhandlung abzuwehren.

Literatur

Adams C., Kielholz P., Pöldinger W.: Die larvierte Depression. Deutscher Ärzteverlag (in Druck). *Benkert O., Hippius H.:* Psychiatrische Pharmakotherapie. 3. Auflage. Springer-Verlag, Berlin, Heidelberg, New York 1980. *Bloeschl L. (Hrsg.):* Verhaltenstherapie depressiver Reaktionen. Verlag Hans Huber, Bern, Stuttgart, Wien 1981. *Kielholz P.:* Diagnose und Therapie der Depressionen für den Praktiker. 3. Auflage. J. F. Lehmanns Verlag, München 1971. *Kielholz P., Terzani S., Gastpar M.:* Behandlung der therapieresistenten Depressionen. Dtsch. Med. Wschr. *103*, 241–243, 1978. *Kielholz P. (Hrsg.):* Der Allgemeinpraktiker und seine depressiven Patienten. Verlag Hans Huber, Bern, Stuttgart, Wien 1981. *Pöldinger W.:* Combined Administration of Desipramin and Reserpin or Tetrabenazine in Depressive States. Psychopharmacologia *4*, 308–310, 1963. *Pöldinger W.:* Die Beurteilung und Behandlung der Suizidalität. Therapeutische Umschau *37*, 9–16, 1980. *Pöldinger W.:* Depressive Verstimmungszustände in der Praxis: ihre Erkennung und Behandlung. Der Praktische Arzt *34*, 875–904, 1980. *Ringel E. (Hrsg.):* Selbstmordverhütung. Verlag Hans Huber, Bern, Stuttgart, Wien 1970. *Schou M.:* Die Lithiumprophylaxe bei manisch-depressiven Psychosen. Nervenarzt *42*, 1–10, 1971.

Psychotherapie der Depression

Von Prof. Dr. H.-K. Knoepfel

Endogene Veranlagung, körperliche Erkrankung, körperliche und seelische Erschöpfung können zu einem Mangel an bestimmten Neurotransmittoren und zu Depressionen führen. Selbst psychisch völlig Gesunde brechen unter Extrembelastungen oft depressiv zusammen, wie Kriege und Konzentrationslager zeigten. Diese chemische Gemeinsamkeit aller Depressionen erklärt, warum auch bei neurotischen Depressionen – die vorwiegend psychotherapeutisch zu behandeln sind – auf Antidepressiva nicht verzichtet werden soll. Antidepressiva verdecken die seelischen Konflikte nicht wie Schlafmittel oder Tranquilizer in hohen Dosen. Da bei neurotischen Depressionen oft Schlafstörungen die Erschöpfung verschlimmern, sind sedierende Antidepressiva in einer abendlichen Gesamtdosis besonders günstig.

Viele depressive Patienten zeigen aber auch Persönlichkeitszüge, die denen der neurotischen Depression entsprechen oder ähnlich sind, so daß die Erfahrungen im Umgang mit neurotischen Depressionen ganz allgemein für das Gespräch mit dem Depressiven wertvoll sind. Vergessen wir nicht, daß der Hausarzt die meisten depressiven Kranken behandelt.

Man weiß seit langem, daß Depressive dankbar sind, wenn man sie nicht verläßt, sie nicht aufgibt, taktvoll ermuntert, aber nicht forciert und immer wieder daran erinnert, daß die Depression vorbeigehen wird. Sigmund Freud konnte die Psychodynamik der neurotischen Depression genauer beschreiben. Faßt man die psychoanalytischen Erfahrungen zusammen, so kommt man mit viel Vereinfachung zu folgender Formel: *Der Depressive hat ein schwaches Selbstwertgefühl und verurteilt sich für Anlehnungswünsche und vor allem für Aggression.* Erleidet er einen Verlust, so traut er sich nicht zu, durch Trauerarbeit frei zu werden und einen Ersatz zu finden. Er bleibt in der reaktiven Wut auf seinen Verlust gefangen. Da er auch an einem *überstrengen Gewissen* leidet, muß er diese Wut gegen sich selbst richten, also in eine Depression umwandeln. Ebenso verurteilt er seine Trauer und die Wünsche nach Trost und Anlehnung. So frustriert er sich selbst, und in diesem Teufelskreis von Verlust – Trauer – Wut – Selbstverurteilung – Depression erschöpft er sich. Die abgewehrten Anlehnungsansprüche werden entweder verleugnet – der Patient zieht sich passiv zurück – oder aber übertrieben agiert – er klammert sich so stark an, daß er oft zurückgestoßen wird. Rückzug und Isolierung wie Zurückgestoßenwerden steigern wieder die Depression.

Wenn es gelingt, das *Selbstwertgefühl zu heben, die Wut und die Anlehnungsansprüche zuzulassen,* so muß dies den Depressiven entlasten, besonders natürlich den neurotisch Depressiven, bei dem die Krankheit vorwiegend aus diesen psychodynamischen Verkettungen entsteht. Aber auch bei andern Formen der Depression soll Psychotherapie oder ärztliches Gespräch vor allem auf Selbstwertgefühl und Verurteilung von Aggression und Anlehnungswünschen achten.

Man nimmt heute an, daß neben genetischen Faktoren die Erlebnisse des ersten Lebensjahres eine wesentliche Rolle für die Entstehung des Selbstwertgefühles spielen, während die Gewissensbildung erst vom dritten Jahr an stattfindet und in der Pubertät ihre große Revision erlebt. Die Psychoanalyse nennt die Fähigkeit, sich selbst zu lieben, „Narzißmus", ein häßliches Wort für eine schöne Sache. Erikson spricht vom Urvertrauen, das man so formulieren könnte: „Ich bin liebenswert, und die Welt läßt mir eine Chance." Balint spricht von einer Grundstörung, wenn dieses Urvertrauen oder, um es anders zu sagen, ein genügendes Selbstwertgefühl zu wenig entwickelt ist. Lassen wir einmal in einem idealisierten Modell die Bildung des Selbstwertgefühles entstehen. Der Säugling erwacht, hat Hunger und ist naß. Sein Unbehagen läßt ihn schreien. Die liebevolle Mutter kommt, versorgt das Kind, fühlt sich dabei selbstsicher, ausgeruht, im Einklang mit ihrem Gatten, der Familie und der näheren Umgebung, also in völligem körperlichen, seelischen und sozialen Wohlbefinden. Das Kind erlebt die Stillung seiner Bedürfnisse, was sein Wohlbefinden hebt. Das Wohlbefinden der idealen Mutter in der idealen Situation geht aber auch direkt durch Identifikation auf den Säugling über, und er fühlt sich noch besser. Natürlich kann er nicht formulieren, nicht denken, aber so etwas wie die Stimmung: „Die Welt ist gut und ich bin gut" wird in ihm aufkommen. Er macht auch die Erfahrung: „Ich muß nur schreien, und alles wird gut." Man muß dieses Idealmodell nur konstruieren, um seine Grenzen zu sehen. Wenige Mütter lieben ihr Kind nicht, aber wenige sind so selbstsicher, wie es für das Kind gut wäre. Vor allem sind gerade liebevolle Mütter oft besonders besorgt, ob sie ihr Kind recht betreuen. Diese Unsicherheit kann auch auf den Säugling übergehen. Dann kann die Mutter müde sein, unausgeschlafen, ja erschöpft oder depressiv und, obwohl sie das Kind gut versorgen möchte, innerlich abweisend. Sie kann mit dem Gatten, der Familie, der Umgebung in Spannung leben, Angst spüren, wenn das schreiende Kind den Mann, die Nachbarin weckt. Oder sie muß von der Schwiegermutter hören, wie bei ihr die Kinder immer gut geschlafen hätten. Jede Mutter muß auch Unsicherheiten auf das Kind übertragen, und so hat jeder Mensch seine Löcher im Urvertrauen, im Selbstwertgefühl.

Die unsichere, überforderte Mutter muß beim besten Willen ihr Kind zu einem gewissen Grade verunsichern. Entsteht zu wenig Selbstwertgefühl, dann spricht man von einer Selbstwertstörung. Die Abgrenzung erfolgt, wie oft in der Psychotherapie, mit einer gewissen Willkürlichkeit. Der Selbstwertgestörte spürt dann als Erwachsener zu wenig, daß er ein Recht auf Wohlbefinden, auf Liebe hat und dies durch Anlehnungswünsche äußern darf. So wird er seine natürlichen, gesunden Anlehnungswünsche, die bei Verlust oder Kränkung Hilfe herbeiholen könnten, verurteilen. Er bleibt in seiner Not gefangen, und dies macht nicht nur Trauer, sondern auch Wut.

Wenn ein Säugling oder ein Kleinkind wütend ist, dann braucht es eine besonders selbstsichere Mutter, die in der beginnenden Aggression die kommende Aktivität, das heute noch ungezügelte, später wertvolle Temperament des Kindes sehen kann. Die selbstunsichere, überforderte, ermüdete, von der Umgebung bedrängte Mutter wird dies nicht mehr genügend können. Ja, vielleicht fürchtet sie, selbst zu einem überstrengen Gewissen erzogen, ihr Kind mißrate. Die gesunde Wut des Kleinkindes stößt also averbal und später verbal auf Ablehnung, und so entsteht langsam *das überstrenge*

Gewissen, das sozusagen sagt: „Du hast kein Recht auf Wohlbefinden. Du bist nicht liebenswert. Du darfst dich nicht anlehnen, und du darfst über die fehlende Anlehnung nicht wütend sein." Natürlich denkt und formuliert das Kleinkind diese Zusammenhänge nicht so präzis, aber sie lassen sich bei der Beobachtung von aufwachsenden Kindern wie in der psychoanalytischen Rekonstruktion der Gewissensbildung immer wieder aufdecken, zeigen sich auch in vergleichenden Studien über die Kindererziehung in verschiedenen Kulturen.

Erleidet nun der in dieser Weise neurotisch eingeengte Mensch eine Kränkung, einen Verlust oder fällt er in eine Überlastung, so kann er nur einsam kämpfen, bis er zusammenbricht, depressiv erkrankt. Das psychische Trauma löst Anlehnungswünsche und Wut aus, diese muß er verurteilen, das steigert die Wünsche nach Hilfe und die Wut, und so kann er sich psychisch erschöpfen. Besonders gefährlich ist die Entwicklung, wenn seine starken abgewehrten Affekte ihn nicht einschlafen lassen oder aufwecken, wenn die übelste Erschöpfung „weggeschlafen" ist. Da er nicht um Hilfe bitten darf, muß er allein kämpfen, und Depressive versuchen auch oft, sich mit Gewaltskuren wieder zum Funktionieren zu bringen. Gesunde körperliche Betätigung ist hierbei meist hilfreich, aber übertriebene Aktivität, nicht selten um das Einschlafen zu erzwingen, fördert die Erschöpfung. Aber auch Schlafmittel und gelegentlich Diazepam können die Depression steigern, und man benützt besser sedierende Antidepressiva.

Im Stadium des einsamen Kämpfens kommt der später Depressive kaum zum Hausarzt. Sieht man ihn dennoch, eventuell wegen somatischer Beschwerden, dann ist es gut zu wissen, daß er sich im Grunde gerne anlehnt, auch wenn er dies hinter einer abweisenden Fassade verstecken mag. Sorgfältige somatische Untersuchung und Gespräche tun ihm gut, selbst wenn er zur eigenen Beruhigung abweisende Bemerkungen macht. Man kann ja bekanntlich Gefühle der Selbstunsicherheit dadurch abwehren, daß man sich betont sicher, betont autonom und stark gibt.

Häufiger sieht der Hausarzt den Depressiven, wenn sein Selbstwertgefühl zusammengebrochen ist. Dann fühlt er sich schwach, häßlich und krank, klagt über sein Versagen, seinen seelischen Unwert, den Verlust jeder Freude, schämt sich seiner Trauer und seiner Apathie oder zeigt eine leere, erschöpfende Betriebsamkeit. Es geht stark vereinfacht nach der Formel: *„Meine Seele taugt nichts und mein Körper ist nichts wert."* Selbstverständlich darf man erst von hypochondrischen Symptomen sprechen, wenn somatische Ursachen mit vernünftiger Sicherheit ausgeschlossen sind.

Wenn das Selbstwertgefühl zusammengebrochen ist, das heißt, wenn der Patient sich seelisch und körperlich als wertlos erlebt, dann neigt er dazu, sich an eine Idealfigur anzulehnen. Es wird sozusagen ein kindlicher Mechanismus aktiviert: „Als Kind eines geachteten Vaters, einer geliebten Mutter bin ich auch liebenswert." Man sieht dies bei Kindern, aber auch in Jugendgruppen und in religiösen oder politischen Sekten. Alleine ist man nichts, als Schüler, Jünger oder Mitkämpfer eines idealisierten Führers gewinnt man Wertschätzung.

Der Arzt als Helfer eignet sich bestens, um eine solche Idealfigur darzustellen. „Solange sich der Herr Doktor mit mir abgibt, bin ich weder wertlos noch hoffnungslos." Je idealer der Arzt erlebt wird, desto mehr hebt dies das Selbstbewußt-

Idealisierungen stehenzulassen,

man weiß, wie wenig man diesen Vorstellungen gerecht wird. Aber wenn Sie einem Depressiven in aller Bescheidenheit die Idealisierung nehmen, dann sinkt sein Selbstwertgefühl, und er wird noch depressiver. *Hören Sie ruhig zu,* auch wenn er Sie idealisiert oder wenn er nur klagt. Schon damit, daß Sie das Gespräch anbieten, zeigen Sie, daß Ihnen der Patient wert ist, mit ihm zu sprechen, daß er Ihre Zeit in Anspruch nehmen darf, ja soll. Das wirkt ohne viele Worte und ohne psychotherapeutische Technik seiner Selbstentwertung entgegen. Früher oder später wird er im Gespräch – das Sie mit Vorteil ihn führen lassen und selbst zuhören – auf seine Wertlosigkeit kommen, was eine Chance gibt zu *zeigen, wie er sich entwertet.* Voreiliges, gar falsches Lob nützt nichts, die Patienten durchschauen die naiv-wohlmeinende Absicht, aber ab und zu darf man etwas wirklich Positives am Patienten, das er selbst meist nicht sieht, unterstreichen. Er wird auch seine Anlehnungswünsche abwehren. Entweder stellt er keine diesbezüglichen Forderungen, wagt nicht einmal, um eine nächste Aussprache zu fragen, oder er stellt diese Wünsche sozusagen in den Raum, ohne sie direkt zu äußern. Man fühlt sich gedrängt, ihm etwas anzubieten, sozusagen für ihn um Hilfe zu ersuchen. Man kann aufgrund dieser Einfühlung den Patienten wieder bestellen, wenn er nicht selbst wagt, um eine weitere Aussprache zu bitten. Man kann auch fragen, ob er gerne wieder käme, und nachher darauf zurückkommen, wenn er dies nicht selbst zu sagen wagte. So kommen Sie an die abgewehrten Wünsche nach Anlehnung und Hilfe heran. Wenn man seine Besprechungen regelmäßig in einer Balint-Gruppe oder eventuell alleine mit einem erfahrenen Psychotherapeuten bespricht, lernt man leichter, typische Stellen zu finden.

Schwierig ist meist, daß der Patient seine Anlehnungswünsche abwehren muß. So wird er ein weiteres Gespräch mit den Worten annehmen: „Wenn Sie wollen, Herr Doktor", oder wird die Aussprache beginnen mit der Frage: „Was soll ich sagen?" Da sagt man mit Vorteil: „Was Ihnen am meisten auf dem Herzen liegt." Früher oder später wird man auch beobachten, daß sich der Depressive schlecht wehren kann, daß er direkt wenig fordert, wenn auch oft sein averbales Verhalten sehr fordernd sein kann, zum Beispiel wenn er nach dem ärztlichen Gespräch kaum aus dem Sprechzimmer herauszubringen ist, weil er immer noch neue Klagen bringt. Seine *Schuldgefühle,* die er beim Fordern, *bei Aggression* oder Wut spürt, *können auch in Frage gestellt werden.* Diese Technik ist sicher und kann nicht schaden.

Wichtig ist auch, *daß der Arzt für sich selbst schaut,* zum Beispiel indem er die Gespräche dann beendet, wenn er es für richtig hält. Wenn der Patient erlebt, daß der Arzt sich nicht schämt, auch an sich zu denken, dann kann er dies vielleicht nachmachen. Wenn der Arzt sich aufopfert, spürt der Patient nicht, daß Arzt und er ein Recht auf Wohlbefinden haben.

Vor allem ist aber noch zu bedenken, daß die Dauerbeziehung des Hausarztes, der somatisch wie psychisch vorgehen kann, besondere Chancen bietet, dem Patienten mit und ohne Worte zu beweisen, daß er wert ist, daß man ihn begleitet und ihm hilft, bis seine Depression abgeklungen, er sich von seiner Überforderung erholt hat. Wenn man den Überforderungscharakter der Depression versteht und dem Patienten erklärt, wirkt man ebenfalls seiner Selbstverurteilung entgegen.

Rundtischgespräch und Podiumsdiskussion

Leitung: Prof. Dr. P. Kielholz

Das im folgenden wiedergegebene Gespräch ist von den Herausgebern auf die rein sachlichen Inhalte reduziert worden.

Kielholz: Wir kommen nun zum Rundtischgespräch. Es sind noch zwei Teilnehmer hinzugestoßen: Dr. Besso, praktizierender Psychiater in Lugano und Professor Burner vom Centre Psychosocial der Universität Lausanne; er hat sich – ähnlich wie Professor Ringel – über Jahre hinweg speziell mit ambulanter Behandlung von depressiven Zustandsbildern und mit der Suizidverhütung beschäftigt. Darf ich um die erste Wortmeldung bitten?

Weiss: Wir haben von der Einsamkeit der Isolierten, den gestörten zwischenmenschlichen Beziehungen und der Bedeutung der Familie und anderer Gruppen gehört; hierbei vermisse ich die Einordnung der *Selbsthilfegruppen,* in denen es die Chance gibt, sich auszusprechen, einander zu begegnen, zuzuhören, dort können Angst und andere Probleme abgebaut und zwischenmenschliche Beziehungen wieder aufgebaut werden. Konkret denke ich z. B. an die Anonymen Alkoholiker, an die Overeater, an die Emotions Anonymous (EA), an die Karzinomkranken, die Frauen mit Brustamputationen, Patienten mit künstlichem Darmausgang (ILCO), mit multipler Sklerose (AMSEL). Ich habe aufgrund eigener Tätigkeit in Selbsthilfegruppen den Eindruck, daß dort sehr viel durch Zuhören und Aussprechen getan werden kann. Möller hat in seinem kürzlich erschienenen Buch „Anders helfen" auf die Zusammenarbeit zwischen Fachleuten und Selbsthilfegruppen hingewiesen.

Kielholz: Diese Frage möchte ich an Herrn Ringel weitergeben; er verfügt auf diesem Gebiet über praktische Erfahrung.

Ringel: Von Selbsthilfegruppen halte ich sehr viel, möchte jedoch vorweg sagen, daß ich über Erfahrungen mit Selbsthilfegruppen im Rahmen der Krisenintervention und der Selbstmordverhütung nicht verfüge. Wir haben in diesen Bereichen Gruppen zusammengestellt, und zwar geschlossene Gruppen wie auch Drop-in-Gruppen, wie sie meines Wissens zum ersten Mal mit großem Erfolg in Los Angeles von Faberow erprobt worden sind. Wir machen also im genannten Bereich keine Selbsthilfegruppen, weil wir glauben, daß eine Kontrolle notwendig ist.

Über große Erfahrungen mit Selbsthilfegruppen verfüge ich bei Krebskranken, und ich halte es für ungeheuer wichtig, daß wir uns zu diesen Gruppen bekennen. Wie Sie selbst wissen, beklagen die Ärzte, daß diese Selbsthilfegruppen einen antiärztlichen Affekt entwickeln, also teilweise gegen Ärzte gerichtet sind, sich teilweise aber auch in alle möglichen – vom ärztlichen Standpunkt problematischen – paramedizinischen Behandlungsmethoden flüchten. Dieser antiärztliche Aspekt ist zu verstehen und zu respektieren, wenn man bedenkt, was die Ärzte jahrzehntelang *nicht* für Krebskranke getan haben; wir müssen nun versuchen, in Zusammenarbeit mit diesen Gruppen die durch das ärztliche Desinteresse entstandene Kluft allmählich zu verringern, wobei es sich hier nur um eine langsame und allmähliche Wiederannäherung handeln kann.

Ich arbeite derzeit mit einer Gruppe von 10 Krebskranken im Alter zwischen 20 und 40 Jahren, also ziemlich jungen Patienten; alle haben eine Operation hinter sich, alle haben schon mehrere Metastasen gehabt, und größtenteils haben sie ihre Krankheit aus eigener Kraft überwunden.

Je länger ich arbeite, desto mehr glaube ich, daß die Psyche hier eine ganz entscheidende Rolle für die Abwehrkraft des Körpers spielt. Alle, die mit mir in der Gruppe arbeiten, sind dabei, die Betreuung eines Krebskranken, der an der gleichen Krebsart leidet wie er selber, zu übernehmen, und wir haben uns bemüht, diese Betreuung noch vor der Operation eines Patienten beginnen zu lassen. Um jedoch auf die eingangs gestellte Frage zurückzukommen: In der direkten Selbstmordverhütung kann ich über Selbsthilfegruppen nicht berichten.

Kielholz: Herr Pöldinger verfügt hier über Erfahrungen.

Pöldinger: Es gibt verschiedene Ansatzpunkte, aber wie es bei solchen Selbsthilfegruppen ist, entwickeln diese dann eine Eigendynamik, und es ist bis jetzt offenbar nicht zu einem größeren Zusammenschluß derartiger Organisationen gekommen.

Anmerken möchte ich, daß diese Patientengruppe gar nicht so allein gelassen ist, sondern daß man dieser Gruppe immer schon große Aufmerksamkeit, manchmal meines Erachtens schon zu große Aufmerksamkeit gewidmet hat. Ich darf präzisieren: Die Forschung stand lange Zeit unter dem Eindruck, daß der Mensch, der einen Suizidversuch hinter sich hat, der am meisten selbstmordgefährdete sei, und man war davon sozusagen ein bißchen fasziniert; nach neueren Ansichten jedoch verteilen sich die Risikogruppen anders: Wenn man die Depression als phänomenologische Erscheinung und nicht als eine bestimmte nosologische Einheit auffaßt, wie z. B. die endogene Depression, wenn man also alle Depressionen einbezieht, dann ist offenbar diese Gruppe der Depressiven die Risikogruppe Nr. 1, gefolgt von Menschen, die in irgendeiner Form abhängig geworden sind: durch Alkohol-, Drogen- oder Medikamentenmißbrauch; eine weitere Risikogruppe stellen dann vereinsamte Menschen dar, alte Menschen, dann kommen schließlich diejenigen, die eine Suiziddrohung ausgestoßen haben und die, die schon einen Suizidversuch unternommen haben. Dies aber deutet auf eine Umwertung hin, wenn wir sagen, daß die Risikogruppe Nr. 1 eigentlich alle Depressiven sind, auch wenn sie noch nie einen Suizidversuch gemacht haben.

Man hat – wie schon gesagt – sehr lange die Gruppe der Patienten *nach* einem Selbstmordversuch im Auge gehabt, es wurde klar, daß es bei einem Selbstmordversuch nicht mit Magenausheben und der medizinischen Sanierung getan ist, sondern es wurde schon sehr früh gefordert, einen solchen Menschen jemandem vorzustellen, der sehr viel vom Umgang mit Suizidalen und der Beurteilung des Suizidrisikos versteht. Hier war also schon sehr früh ein Ansatz, sich um diese Menschen eben psychologisch zu kümmern, und es war ein ziemlich breites Angebot vorhanden; so wurden Gruppen gebildet, Gruppentätigkeit angeboten, zusammen mit anderen Institutionen gründete man Clubs für Menschen mit seelischer Störung, also nicht nur für Suizidgefährdete, so daß aufgrund des Angebotes die Notwendigkeit zur Selbsthilfe nicht so gegeben war. Gerade auch die Internationale Vereinigung für Selbstmordverhütung hat sich bemüht, überall stimulierend zu wirken, z. B. sind in den USA, nicht zuletzt durch das Interesse des Präsidenten Kennedy, über 50 Suicide Prevention Centres entstanden; es gibt in sehr vielen Ländern Telefonnotrufe, in der Schweiz reüssiert, wie bereits gesagt, die Dargebotene Hand, in England die Samaritans, in Australien Lifeline. Es waren also von Anfang an Laienorganisationen vorhanden; ausgesprochene Selbsthilfegruppen entstehen dagegen überall dort, wo die Betreffenden das Gefühl haben, es kümmere sich niemand um sie. Das Bedürfnis zur Gruppenbildung ist aber gerade bei den Suizidalen nicht gegeben, weil ihr Problem etwas sehr Spektakuläres ist, etwas, was auch den Anderen immer sehr erschüttert, so daß Hilfsangebote eigentlich immer vorhanden waren.

Burner: Vor 6 Jahren trafen wir zum erstenmal anläßlich eines Symposiums über Selbstmordverhütung innerhalb unserer Diskussionsgruppen auf Mitglieder der Dargebotenen Hand. Diese hatten sich bis dahin bewußt von den Psychiatern distanziert mit der Begründung, die Welt des Suizidalen sei eine Welt für sich, die Leute, die mit der Dargebotenen Hand Kontakt aufnähmen, täten dies eben, weil sie *nicht* zum Psychiater gehen wollten.
Die Arbeit dieser aus Freiwilligen zusammengesetzten Gruppe ist wirklich beispielhaft; oftmals sprechen sie eine ganze Nacht mit einem Anrufer, der ihnen mitgeteilt hat, „Ich werde mich jetzt umbringen, aber bevor ich mich töte, möchte ich noch mit jemandem sprechen". Wenn es gelingt, diese Person davon zu überzeugen, sich an einen Psychiater zu wenden, so gibt die Dargebotene Hand diese Referenz.
Wir treffen uns nun regelmäßig mit diesen sehr aktiven Leuten, die angesichts ihrer extrem schwierigen Arbeit selbst der Unterstützung und Beratung bedürfen. Wir haben dabei auch erkennen müssen, daß wir manchen Patienten, die sich mit ihren Problemen an uns wenden, einfach zu wenig Zeit widmen. Dieses Zeitproblem ist eines der wichtigsten überhaupt. Bei dem erwähnten Symposium berichteten praktizierende Ärzte über Patienten, die – aus dem Arzt unbekannten Gründen – 3 oder 4 Monate nach der Konsultation Selbstmord begangen hatten. Wir versuchten herauszufinden, ob nicht diese Menschen in irgendeiner Form eine präsuizidale Botschaft übermittelt hatten, und stellten bei Überprüfung der Katamnesen fest, daß eine solche Botschaft aus der affektiven Sphäre über eine wahrscheinlich somatische Symptomatologie übermittelt worden war, die jedoch nicht eindringlich genug war, um die Aufmerksamkeit des Arztes zu erregen. Aufgrund unserer Erhebungen war der Patient 1-, 2- oder 3mal wiedergekommen, dann weggeblieben, und nach 2, 3 oder 4 Monaten ereigneten sich die Selbstmorde. Wir kamen zu der Auffassung, daß der Arzt diesen Patienten nicht genügend Aufmerksamkeit, d. h. auch Zeit, gewidmet hatte. Der Arzt arbeitet normalerweise nach dem „Modell der Heilung", d. h. er möchte seinem Patienten anhand einer aufgrund der Symptomatologie gestellten Diagnose helfen. Ist jetzt diese Symptomatologie verwaschen, nicht eindeutig, so scheint der suizidgefährdete Patient – wie von Herrn Ringel angesprochen – die Unsicherheit des Arztes als Ablehnung, als Zurückweisung zu verspüren, die sich darin äußert, daß dieser ihm wenige oder keine Medikamente verordnet und ihm freistellt wiederzukommen, wenn er „wie-

der etwas hat". Hier kommt erneut das Zeitproblem ins Spiel.
Erwähnen möchte ich noch, daß auch der Psychiater seine Probleme hat; wir sehen im Bereitschaftsdienst der Psychiatrie, daß die jüngeren Ärzte oftmals Angst haben, in die eigentliche Problematik des Patienten, dessen Scheinprobleme näher erforscht werden müßten, einzudringen. Die Statistik zeigt eine nicht unwesentliche Problemquote bei den Arztfamilien, bei allen Familien der freien Berufe und bei den Medizinstudenten, welche – aus uns unbekannten Gründen – ein Kollektiv mit erhöhtem Suizidrisiko unter den Jugendlichen darstellen, die sich im beruflichen und auch familiären Bereich noch nicht emanzipiert haben.

Kielholz: Ich darf kurz zusammenfassen: Vor 6 Jahren fand in Lausanne ein Symposium mit Mitgliedern der Dargebotenen Hand und praktizierenden Ärzten statt. In den Gruppendiskussionen ergab sich häufig, daß die Ärzte oft unter Zeitmangel leiden und daß der hervorragende Einsatz und die guten Leistungen der Mitglieder der Dargebotenen Hand – es sind dies ausgebildete Freiwillige – von den Ärzten häufig zu gering geachtet werden.
Hier möchte ich etwas hinzufügen: Man hat immer wieder geglaubt, die maskierten Depressionen seien weniger suizidgefährdet als die Depressionen, die sich auf dem psychischen Pol manifestieren. Neuere Untersuchungen zeigen jedoch, daß die gänzlich unverhofften Suizide gerade bei den maskierten Depressionen auftreten, wenn diese eben nicht diagnostiziert werden. Hierbei leitet sich die Kraft zur suizidalen Handlung ab aus einem der bereits aufgezählten Syndrome wie dem der Dissoziation, des „Meine-Krankheit-nicht-Kennens" oder der Befürchtung „Ich leide an etwas, das man nicht kennt".

Ich darf nun um die nächste Frage bitten, wobei wir kürzer und präziser antworten können, wenn wir klare und präzise Fragen bekommen.

Carrière: Ich habe zwei Fragen an Herrn Kielholz und eine an Herrn Ringel.
Herr Kielholz, Sie haben sehr verdienstvoll versucht, Trauer und Melancholie, wie Freud es nannte, oder hier Trauer und Depression voneinander zu trennen und darauf hingewiesen, daß bei Trauer eine Ablenkbarkeit vorhanden wäre. Wir haben jedoch immer wieder gesehen, daß auch bei sog. endogenen Depressionen die Tagesschwankungen eine große Rolle spielen und sich auch diese Depressiven teilweise oder zeitweise so wohl befinden, daß sie meinen, sie hätten gar keine Depression. Die Frage ist also, wie weit hier Überschneidungen bestehen oder ob wirklich eine derartige Trennungslinie zu ziehen ist.
Die zweite Frage bezieht sich auf Ihren Vorschlag, wie man diese Syndrome diagnostisch in den Griff bekommen kann (z. B. durch Schlüsselfragen). Sicher braucht man einen Fragebogen oder einen Entwurf, um ein bestimmtes Syndrom beim Patienten zu erfragen; mir erscheinen diese Fragen jedoch zu suggestiv und ich meine, man sollte sie offener lassen. Ich frage meine Patienten z. B. „Wann geht es Ihnen besser, morgens oder abends?" und nicht „Geht es Ihnen morgens schlechter als abends?". Sagt er dann Ja, so weiß ich nicht, ob es sich tatsächlich so verhält oder, um auf Balint zurückzukommen: man fragt, erhält Antwort und erfährt daraus manchmal nichts.
Eine kurze Frage an Herrn Ringel:
Sehen Sie Möglichkeiten der Suizidvorbeugung bei Jugendlichen?

Kielholz: Wenn ich die beiden ersten Fragen beantworten darf. Ich lege deshalb besonderes Gewicht auf die Differentialdiagnose Trauer und Depression, weil die Trauer für mich vom psychologischen Standpunkt aus ein Lernprozeß ist gleich wie die Furcht. Ich sage auch immer, man sollte Furcht und Angst genau trennen, denn Furcht ist für den Menschen etwas Notwendiges, das ihn lehrt, in analogen Situationen schneller mit der Situation fertig zu werden. Wenn Sie die Tagesschwankungen, die wir bei endogenen Depressionen als ein wichtiges Syndrom betrachten, als Hinweis nehmen, daß es sich um eine Endogenie handeln könnte, so wäre dies wenig hilfreich, da es diese Schwankungen ja auch bei psychogenen Depressionen gibt, sofern diese lange genug andauern. Die Tagesschwankung hat also eigentlich nur diagnostischen Wert am Beginn der Phase. Noch etwas Wichtiges: Wenn Sie einen Depressiven irgendwo in eine fröhliche Gesellschaft oder an einen schönen Ort bringen, wird er depressiver, er kann nicht empfinden, er empfindet die fröhliche Gesellschaft als eine Qual und leidet nachher noch mehr aus dem Gefühl des Sich-nicht-freuen-Könnens, der Gefühllosigkeit. Wenn Sie das aber mit einem Traurigen tun, dann kann er sich völlig vergessen, aber plötzlich kommt ihm in den Sinn: „Mir ist doch etwas Schreckliches passiert", und dann ist er wieder vorübergehend traurig. Ich glaube, im Längsschnitt kann man das doch differentialdiagnostisch verwenden.

Für die Frage bezüglich der Schlüsselfragen bin ich Ihnen sehr dankbar, weil darüber bereits sehr viel diskutiert wie auch in den 12 Zentren der WHO untersucht wurde.

Diese Schlüsselfragen hat man bewußt suggestiv entworfen, weil sich herausgestellt hat, daß man sie bei den *maskierten* Depressionen suggestiv stellen muß, was für die gesamte übrige Medizin verkehrt wäre. Man muß in diesem Falle suggestiv fragen, weil der Patient ja die Depression mit seiner somatischen Phänomenologie und Manifestation abwehrt; hierbei möchte ich nochmals betonen: diese Fragen sind nicht für die Diagnostik gedacht, sondern um den Verdacht bei maskierter Depression zu verstärken, um diesem dann mit indirekten Fragen nachzugehen. Die Chance, eine maskierte Depression aufzudecken, besteht, wie schon gesagt, zu etwa 80%.

Anläßlich einer Umfrage bei niedergelassenen Schweizer Ärzten, welches der häufigste Fehler gewesen sei, wenn Depressionen nicht erkannt wurden, bekamen wir übereinstimmend die Antwort, daß man bei der Untersuchung eine Depression gar nicht in Betracht gezogen habe. Es stellte sich ferner heraus, daß das Hinzuziehen eines Psychiaters nicht planmäßig geschah, sondern von vielen Umständen, wie z. B. der kurzfristigen Erreichbarkeit eines solchen, abhing.

Ringel: Es gibt, wie bereits gesagt, die primäre Selbstmordverhütung, die sekundäre und tertiäre. Unter primärer Selbstmordverhütung ist zu verstehen, daß man versucht, ein antisuizidales Klima zu erzeugen; jeder einzelne von uns ist für dieses Klima verantwortlich. Die sekundäre Suizidverhütung ist die rechtzeitige Entdeckung eines selbstmordgefährdeten Menschen, hier sind die Alarmsymptome zu sehen; die tertiäre Suizidverhütung bemüht sich, einen Menschen, der einen Selbstmordversuch begangen hat, so zu behandeln, daß er diesen nicht wiederholt.

Das Wesentliche für die Zukunft – um auf die gestellte Frage zurückzukommen – ist die primäre Selbstmordverhütung, d. h. Menschen zu erziehen, die lebensfreudig sind, deren Lebenslust nicht frühzeitig erstickt, deren psychische Tragfähigkeit größer ist. Gegen den Selbstmord zu erziehen, wird also eine Aufgabe der Zukunft sein, denn mit allen zunehmenden Maßnahmen der sekundären und tertiären Verhütung – Herr Pöldinger hat ja auf die USA und auf die Bundesrepublik Deutschland hingewiesen – werden wir nicht imstande sein, diese immer größer werdende Welle aufzuhalten, wenn uns nicht die primäre Selbstmordverhütung gelingt.

Sauer: Eine Bemerkung zur larvierten Depression: Menschen mit endogener wie auch mit psychogener Depression finden meistens primär den Weg zum Psychiater, während solche mit larvierter Depression zunächst die Praxis des Hausarztes aufsuchen, da sie, selbst wenn eine geringe Selbsterkenntnis vorhanden ist, an den organbezogenen Beschwerden hängen. Aufgrund einer einseitigen, organdiagnostischen Ausbildung wird häufig der psychische Hintergrund nicht entdeckt. Eine Diagnose der larvierten Depression durch *Abgrenzung,* durch Exkludierung körperlicher Befunde setzt meines Erachtens jedoch eine absolut saubere und sichere somatische Diagnostik voraus.

Pöldinger: Das Internationale Komittee zur Prävention und Therapie der Depressionen hat sich genau das zur Aufgabe gesetzt, was Sie fordern, nämlich die Entwicklung und Bereitstellung einfacher diagnostischer Kriterien sowie klarer therapeutischer Verhaltensmaßnahmen für den praktischen Arzt. Dies geschieht durch Veranstaltungen wie diese, sowie durch die Versendung von Bulletins, z. B. an die Ärzte in Deutschland, Österreich und der Schweiz. Sie weisen mit Recht auf die Wichtigkeit einer körperlichen Diagnostik hin, um auf diesem Sektor nichts zu übersehen, aber ebenso wichtig ist eine fachgerechte psychiatrische Diagnostik, denn wenn alle Parameter im somatischen Bereich normal sind, bedeutet dies noch lange keine larvierte Depression.

Kielholz: 90% aller Depressionen gelangen primär zum niedergelassenen Arzt, nur 10% kommen überhaupt in die Klinik oder zu einem Psychiater; dies war auch eine Motivation zur Bildung des Internationalen Komitees. Noch einige neuere Zahlen: Wir haben die Patienten von 74 niedergelassenen Ärzten nachuntersucht (ausgeschlossen waren Psychiater, Röntgenologen und Kinderärzte) und fanden, daß 20% der Patienten eine Depression hatten. Diese Zahl erschien uns hoch, deckt sich aber recht genau mit einer von Herrn Dilling in München durchgeführten Studie, bei der 18% der den Arzt Aufsuchenden eine Depression hatten.
Interessant ist auch hier, daß bei diesen 20% Depressionen wiederum die Hälfte larviert, während sich die andere Hälfte auf den psychischen Pol manifestiert. Alle diese Patienten klagten primär über körperliche Beschwerden und negierten ihre Depression. Hier taucht dann oft das Problem auf, daß der Arzt, mangels körperlichem Befund, dem Depressiven sagt, dieser könne sich glücklich schätzen, da ihm gar nichts fehle, was wiederum den Depressiven in noch größere Verzweiflung stürzt, weil er sich krank fühlt und meint, der Arzt verheimliche ihm die wahre Diagnose oder habe ihn nicht genügend untersucht.
Dann kommt es zur sog. „tour de médecins", d. h. der Depressive geht von einem Arzt zum anderen, bis er jemanden findet, der ihn aufgrund irgendeines Mikrobefundes falsch behandelt, bis es dann doch zu einem Suizidversuch kommt. Dies kommt leider gelegentlich vor.

Rita Kielhorn: Bei der Betreuung türkischer Patienten in meiner Allgemeinpraxis ist mir folgendes aufgefallen: Während in den ersten Jahren des Lebens in den hiesigen Verhältnissen vorwiegend depressive Krankheitsbilder überwogen und sich auch hysteriforme Symptome zeigten, ist es in der letzten Zeit zu einem Symptomwandel gekommen; die psychischen Symptome sind jetzt versteckter und eine zunehmende Tendenz zur Organmanifestation, zur Somatisierung ist zu beobachten. Die Patienten, die zunächst mit ihren alten Verhaltensmustern reagierten, haben sich jetzt offensichtlich angepaßt. Generell möchte ich jedoch wissen, ob sich dieser Prozeß der Somatisierung überhaupt aufhalten läßt?

Kielholz: Untersuchungen der WHO, unter anderem in Japan und Teheran, haben ergeben, daß die Somatisierung mit der Urbanisierung parallel verläuft. In einer materialistischen Gesellschaft – es gibt ja kaum andere mehr – nimmt der Trend zum Organischen zu, was auch in einfachen Kulturen festzustellen ist. Die Degeneration ist auch dort schon so weit fortgeschritten, daß körperliches Leiden akzeptiert wird, während man psychisch Kranke diskriminiert. Bei türkischen, spanischen und italienischen Gastarbeitern kann hinzukommen, daß auch diese bemerkt haben, daß sie im Falle einer körperlichen Erkrankung Versicherungsschutz genießen, während sie bei psychischer Erkrankung evtl. in schwierige Situationen geraten. Die zunehmende Somatisierung betrifft aber auch die ursprüngliche Bevölkerung.

Baur: Von Herrn Ringel haben wir gehört, daß sich in präsuizidalen Syndromen gewaltige Kräfte ansammeln, die den freien Willen beeinträchtigen bzw. evtl. aufheben. Gibt es Kriterien, nach denen man feststellen kann, ob nun in einem Falle der freie Wille vollkommen aufgehoben oder nur reduziert war? Es geht hier um eine wichtige Versicherungsfrage, weil eine Unfallversicherung nur dann gehalten ist, einen Fall zu übernehmen, wenn sicher ist, daß der freie Wille vollkommen und nicht nur teilweise aufgehoben ist.

Ringel: Hierauf eine ganz klare Antwort: Die in dieser Beziehung strengste Institution der Welt, die römisch-katholische Kirche, anerkennt heute, daß der Selbstmord in einem weitgehend unfreien Zustand erfolgt und hat sich daher entschlossen, praktisch in jedem Falle ein kirchliches Begräbnis zu bewilligen. Meines Erachtens müßten die Versicherungen von den gleichen Voraussetzungen ausgehen.

Padlina: 3 kurze Fragen:
1. Gibt es parallel zum Eisenmangelsyndrom auch ein B_{12}-Mangel-Syndrom?
2. Liegt hinter der Drogensucht doch meistens eine Depression verborgen?
3. Gibt es eine β-Blocker-Synergie bei der ambulanten Therapie der Depression?

Pöldinger:
zu 1.
Wir wissen, daß ein bestimmtes Ferment, welches für die Entstehung von Noradrenalin aus Tyrosin verantwortlich ist, Eisen enthält. Es gibt Hinweise darauf, daß es mit dem Mangan ähnlich sein könnte, B_{12} findet sich im Schrifttum sehr wenig.
Ich selbst hatte kürzlich einen Fall, daß eine 70jährige Patientin mit seit 5 Jahren bestehender larvierter Depression unter B_{12}-Gabe endlich auf das Antidepressivum angesprochen hat, was vorher nicht der Fall war. Andererseits bedenken Sie bitte, daß mit längerem Andauern einer Depression auch die Wahrscheinlichkeit einer Spontanremission eintritt, so daß man aus diesem Einzelfall keinen Schluß ziehen darf.

zu 2.
β-Blocker stellen besonders beim ängstlichen Patienten eine sehr günstige Kombination mit anderen Medikamenten in der Depressionsbehandlung dar, weil sie anderen Derivaten gegenüber Vorteile haben; sie führen nicht zu einer Gewöhnung, sie machen nicht müde, und unsere eigenen Untersuchungen zeigten, daß es zu einer positiven, ergänzenden Wirkung bezüglich der Angstreduktion kommt.
Zu erwähnen ist noch das günstige Wirken von β-Blockern bei Patienten mit lithiuminduziertem Tremor. Dieser Tremor spricht auf β-Blocker an, nicht jedoch ein extrapyramidaler oder ein Tremor, der infolge von Neuroleptikabehandlung entsteht.

Kielholz: Die Psychiater dosieren die β-Blocker sehr niedrig, zum Beispiel 3mal 40 mg Oxprenolol, was für die Angst-Indikation genügt. Damit entfällt das von den Internisten uns häufig berichtete Problem, daß β-Blocker in hohen Dosen Depressionen verursachen. Doppelblindstudien haben ergeben, daß besonders die mit körperlichen Empfindungen einhergehenden Ängste, also solche mit kardiovaskulärer oder Magen-Darm-Symptomatik am besten auf β-Blocker ansprechen; rein psychische Ängste nicht in diesem Maße.

zu 3.
Depression in bezug auf Sucht. Untersuchungen aus unserer Suchtforschungsstation in Basel ergaben bei Jugendlichen nur in 10% eine Korrelation zwischen Sucht und Depression, gefolgt von 5% zwischen Sucht und Schizophrenie.
Eine Korrelation zwischen dem Auftreten von Alkoholismus und Depression fanden wir in 60% bei Frauen mittleren Alters, die primär trinken, um eine psychogene Depression zu bekämpfen und dann zu Alkoholikern werden. Interessant ist, daß, wenn eine Depression die Ursache für den Alkoholismus ist, die Frauen eine günstigere Prognose haben als die Männer – also umgekehrt wie normal –; sobald die Depression wegfällt, fällt auch das Grundmotiv für den Alkoholmißbrauch weg. Hierzu möchte ich auch noch Herrn Besso fragen, welche Erfahrungen er auf diesem Gebiet gemacht hat.

Besso: Was das Problem der Toxikomanie betrifft, so verfüge ich weniger über statistische als über klinische Erfahrung. Von der Klinik her weiß man, daß die Drogensucht in der Jugend beginnt und man weiß, daß die Depressionen bei Jugendlichen häufig atypisch sind. Es sind dies in der Regel Erscheinungen, welche pathologische Zustände vorbereiten, die oft viel schwerwiegender als die Depressionen beim Erwachsenen sind. Der Zusammenhang zwischen Depression und Toxikomanie wäre somit zum Zeitpunkt des Auftretens der Beschwerden nicht absolut spezifisch. Es besteht hingegen kein Zweifel darüber, daß zu Beginn der Toxikomanien der jungen Drogensüchtigen Gefühle der Einsamkeit und extremer Selbstisolation vorherrschen und daß auf diesem Gebiet enorme Probleme existieren.

Kielholz: Herr Besso ist also auch der Meinung, daß bei Toxikomanie die Depressionen eine nicht so entscheidende Rolle spielen, dagegen Einsamkeit, Vereinsamung und Leere.
Ich darf noch etwas zur erwähnten, kinderspezifischen Symptomatologie bei Depressionen im Kindesalter sagen und hierbei Herrn Nissen aus Würzburg zitieren. Er wies kürzlich während eines Symposiums auf die kinderspezifische Symptomatik der Depressionen hin und glaubt, daß bei Kindern Depressionen wesentlich häufiger auftreten als heute

allgemein angenommen wird. Herr Nissen weist auf 3 Phänomene hin, nämlich plötzliches Schulversagen, plötzlich nicht mehr in die Schule gehen wollen, plötzliches Verschwinden; ferner spielt bei jüngeren Kindern speziell die Magen-Darm-Symptomatik eine große Rolle, ferner Halsschmerzen und Atembeschwerden. Dieses Gebiet hat noch zu wenig Beachtung gefunden. Herr Nissen empfiehlt neben der Familientherapie bei Kindern v. a. die Abklärung der Frage, ob nicht die Mutter depressiv ist, da Kinder von depressiven Müttern mit der Zeit auch depressiv werden. Weiterhin berichtete er, daß er mit Spieltherapie und sehr niedrig dosierten Antidepressiva sehr gute Erfolge erzielt.

Buchmüller: Die Leistungsgesellschaft scheint doch sehr zum Zunehmen der Suizidalität beizutragen. Mir sind viele Patienten in der psychosomatischen Klinik begegnet, die Schwierigkeiten mit den Kassen hatten. Was sind 6 Wochen, auf die die Versicherungen teilweise ihre Zahlungspflicht terminieren, wenn psychische Phänomene eine Rolle spielen? Meine Frage ist ganz konkret: Wenn zum Beispiel Versicherungen in der Lage sind, in unserer Gesellschaft Patienten für die bei ihnen auftretenden Phänomene zu bestrafen, muß es dann nicht zum Symptomwandel, zur Symptomverschiebung in Richtung Somatisierung kommen? Geschieht von politischer Seite etwas, gibt es Diskussionen in der Öffentlichkeit mit den Vertretern der Krankenkassen, um die Zunahme der Suizidalität von dieser Richtung her anzugehen?

Ringel: Herr Kielholz hat ja bereits darauf hingewiesen, daß die körperliche Erkrankung von der Gesellschaft mehr anerkannt wird als die psychische; daher die Wandlung zur Somatik. Hierbei sollte man nicht vergessen, daß die Ärzte auch lange Zeit alles, was nicht objektivierbar war, gern als Simulantentum abgetan haben. Wir müssen uns intensiv dafür einsetzen, daß Krankheiten eben auch im psychischen Bereich voll anerkannt werden. Ich war mit der erste, der mit Nachdruck gesagt hat, daß nahezu jeder Selbstmörder krank ist, und hier entsteht ein psychologisches Problem, welches teils von der Jugend kommt: „Krank ist minderwertig, wir lehnen ab, daß ein Selbstmörder minderwertig ist". Meines Erachtens ist hier nicht die Krankheitsthese falsch, sondern es ist falsch, den Kranken als minderwertig anzusehen; das ist der entscheidende Punkt, an dem wir ansetzen müssen. Hinzukommt die Meinung der Soziologen, die behaupten, Selbstmord sei keine persönliche Sache, sondern ein rein gesellschaftliches Phänomen, ein Argument, welches die Kassen mit großer Aufmerksamkeit aufgenommen haben, und es gibt zunehmende Schwierigkeiten, den Selbstmord als Krankheit und demnach den Depressiven und den Selbstmordgefährdeten als krank anerkennen zu lassen. Dies sei nur als eine Tendenz aufgewiesen, die den Fortschritt in Frage stellt, was uns nicht entmutigen sollte. Wenn das präsuizidale Syndrom stimmt, dann ist es auch ein psychopathologisch faßbarer und objektivierbarer Tatbestand, dann dürfen wir nicht von der Meinung abweichen, daß Depression und Selbstmord Krankheiten sind, wobei folglich auch die versicherungsmäßigen Konsequenzen gezogen werden müssen.

Kielholz: Wir können heute fast mit Sicherheit sagen, daß Depressionen Störungen im Gehirnstoffwechsel und damit auf der vegetativen Ebene objektivierbar sind; damit kann man gegenüber der Versicherung durchaus mit körperlichen Prozessen argumentieren.

Kielholz: Herr Burner möchte noch etwas zum wichtigen Problem der Depression und des Alkoholismus bei Frauen ergänzen.

Burner: Zunächst eine Anmerkung, die auch Herrn Ringel interessieren wird: Wir haben in allen Abteilungen des Kantonsspitals jahrelang Patienten mit Suizidversuchen untersucht; dies war ein Bestandteil der Behandlung, ohne den der Patient das Krankenhaus nicht verlassen durfte. Später wurde dies auf freiwilliger Basis gemacht.

Wir sind immer noch sehr erstaunt, daß sich trotz allem nur 3–4% dieser Patienten, die ja ihren Suizidversuch als eine Art von Appell unternommen haben, einer psychotherapeutischen Behandlung unterziehen, obwohl bei der Hälfte der Patienten eine pathologische Persönlichkeitsstruktur diagnostiziert wurde, die wahrscheinlich einer psychotherapeutischen Behandlung bedurft hätte. Unserer Meinung nach muß man auf den Appell jedoch reagieren, da ihm etwas Tieferes zugrundeliegt, ein psychischer Faktor von ganz besonderer Wichtigkeit.

Nun zum Alkoholismus bei Frauen: Eine auf meiner Abteilung durchgeführte Studie ergab, daß es sich bei den untersuchten Alkoholikerinnen meist um Frauen handelte, die, bevor sie dem Alkohol verfielen, mehr oder weniger zu Depressionen neigten. Anhand der Krankengeschichte war festzustellen, daß diese Frauen mit depressiver Neigung – sei diese durch eine Funktionsstörung hervorgerufen, also eine maskierte Depression, oder eine klimakterisch bedingte Depression – eine Möglichkeit sahen, durch Alkoholgenuß den augenblicklichen Mangel an Lebenslust zu kompensieren und eine ärztliche Behandlung zu umgehen. Bei dieser Studie wurde etwa bei der Hälfte der Patientinnen neben dem Alkoholismus zusätzlich eine Depression diagnostiziert. Es wäre sicher interessant, eine Analogstudie an Männern durchzuführen, um festzustellen, ob die Ergebnisse dort ähnlich sind.

Im Zentrum Levant, wo wir ebenfalls Drogensüchtige betreuen, stellten wir in Gesprächen mit den Erziehern fest, daß auch bei diesen Jugendlichen eine Korrelation zwischen Alkoholismus und Depressionsneigung vorhanden zu sein scheint.

Es gibt also hier einen wichtigen Faktor zu erforschen, der meines Wissens bis jetzt noch nicht in die Untersuchungen mit einbezogen wurde, die auf diesem Gebiet immer notwendiger werden, da dieses Problem mehr und mehr zunimmt.

Kielholz: Herr Knoepfel möchte noch etwas in puncto Leistungsgesellschaft, Wegwerf- und Konsumgesellschaft sagen; er hat sich vom psychoanalytischen Standpunkt aus damit befaßt und kann vielleicht auf die vorhin gestellte Frage eine tiefere Antwort geben.

Knoepfel: Ich möchte eigentlich davor warnen, die Leistungsgesellschaft zu verteufeln. Zum einen gibt es hier noch ziemliche Leerläufe, die noch genutzt werden können, zum zweiten verdanken wir ihr, daß zumindest in einem kleinen Teil der Welt seit kurzem der Hunger ausgestorben ist. Man sollte nicht vergessen, daß der Wandel von der Agrargesellschaft zur Leistungsgesellschaft enorme Umstrukturierungen nach sich gezogen hat. Die Klasse der alten Menschen gab es vor 100 Jahren in der heute existierenden Form nicht – man ist jung gestorben – ebensowenig wie eine Klasse der Jungen, die heute 8 Jahrgänge umfaßt, Probleme hat und welche verursacht. Sie sehen hier ungeheure Verschiebungen und Verunsicherungen. Den Menschen stellen sich große neue Probleme, wobei ich hiermit auch die Eltern etwas verteidigen möchte.

Meiner Meinung nach finden wir gute Lösungen nur dann, wenn wir alle diese Probleme ernst nehmen und nicht voreilige Patenterklärungen für dieses oder jenes abgeben. Wahrscheinlich liegt in unserer Leistungsgesellschaft noch sehr viel drin, wenn sie wirklich einmal leistet und nicht zuviel Unsinn produziert, was sie zugegebenermaßen heute macht.

Woeber: Als klinisch tätiger Dermatologe möchte ich etwas zu dieser Thematik sagen. Wir sind der Meinung, daß etwa 20% unserer klinisch behandelten Hautkranken eine Hautkrankheit haben, die psychisch überlagert, verschlimmert oder gar ausgelöst ist. Ich will hier nicht darüber berichten, daß in einem akademischen Lehrkrankenhaus, in welchem ich diese Abteilung leite, die eingestellte Psychologin vom Chefarzt selbst bezahlt werden muß, weil sie etatmäßig nicht unterzubringen ist. Ich möchte Ihnen, da einer der Veranstalter das Internationale Komittee für Prophylaxe der Depression ist, folgendes kurz schildern: Es gibt Hautkranke, die mit ihrer Hautkrankheit leben müssen. Drei Ihnen allen bekannte Diagnosen sind das endogene Ekzem, die Psoriasis vulgaris und die schwere Akne. Diese Menschen werden durch ihre Krankheit deshalb depressiv, wahrscheinlich reaktiv depressiv, weil sie von der Umwelt abgestoßen werden. Genauso wie Hautkranke im Alten Testament als Aussätzige gekennzeichnet wurden, so werden sie heute in der Schule, im Betrieb, in ihrer Umgebung auch zwischenmenschlich abgestoßen und ausgeschlossen. Sie können alle Kranken zu einer Kur schicken, was auch immer diese haben, nur Hautkranke dürfen nicht dabei sein, diese werden eliminiert, weil sonst die anderen nicht mehr in dieses Kurheim gehen. So haben wir eben eigene Kurheime, sozusagen Exklaven oder Leprosorien moderner Art. Wir können uns in der Klinik noch so große Mühe geben, auch mit psychologischer Beratung, um etwas zu erreichen, alles ist in dem Moment nichts mehr wert, wenn der entlassene Patient in eine Umgebung zurückkommt, die heute nur noch auf das Äußerliche Wert legt.

Gibt es keine Möglichkeit – auch für Ihr Komitee – einen Weg zu finden, wie man die Öffentlichkeit dazu motivieren kann, diese Hautkranken ebenso zu akzeptieren, wie man heute die Körperbehinderten akzeptiert?

Kielholz: Diese Ghettobildung, wie Sie sie eben für die Hautkranken beschrieben, gibt es ja auch bei den schweren Rheumatikern mit stark abnormem Erscheinungsbild der Hände und des Gehens. Das ist tatsächlich ein bedeutendes gesellschaftliches Problem, was Sie in den Raum stellen.

Es ist nur ein schwacher Trost, daß diese Patienten häufig erst nach jahrelangem Krankheitsverlauf eine Depression entwickeln, die man mit kombinierter Psychotherapie und Antidepressiva angehen kann. Damit ist ihnen im Milieu nicht geholfen. Notwendig wäre also ein Umerziehungsprozeß, der bei den Erwachsenen ansetzen müßte.

Ringel: Ich möchte eine Bitte zur anderen Seite hin aussprechen:
Die Haut ist ein Organ, mit dem wir psychische Probleme ausdrücken können, die Haut ist damit ein Gebiet auch der Psychosomatik; die von Ihnen zitierte Akne ist eine klassische psychosomatische Erkrankung. Was tun die Hautärzte, um auf die Psyche dieser Menschen einzugehen und ihnen z. B. die Möglichkeit zu einer ergänzenden psychischen Behandlung zu geben. Auf meiner psychosomatischen Station hatte ich einen Patienten mit Akne, die mit nicht weniger als 83 Salben behandelt worden war, aber

kein Arzt hat ihn befragt, in welcher psychischen Situation das Ganze ausgebrochen ist; wäre dies nämlich geschehen, so hätte man auf die 83 Salben zumindest als primäre Behandlung verzichtet, weil man die Notwendigkeit erkannt hätte, auf die seelische Situation dieses Menschen einzugehen.

Gerade die Dermatologie wäre also ein Feld für die interdisziplinäre Zusammenarbeit, um psychosomatische Erkrankungen besser in den Griff zu bekommen.

Kielholz: Erfreulicherweise hat sich hier bereits in den letzten Jahren bei vielen Kollegen ein Einstellungswandel vollzogen, von dem wir hoffen, daß er anhalten wird, damit es in Zukunft immer mehr Ärzte gibt, die sich um die Psyche ihrer Kranken bemühen und die ihr Wissen um den Zusammenhang zwischen körperlichen und psychischen Prozessen in die Diagnose und Therapie einfließen lassen.

Wortmeldungen zu Rundtischgespräch und Podiumsdiskussion:

Professor Dr. E. Baur Dreilindenstraße 46 CH-6006 Luzern; *Dr. J. Buchmüller* Kurklinik Kinzigtal Psychosomatische Klinik Wolfsweg 12 D-7614 Gengenbach; *Dr. B. Carrière* Schildstraße 13 D-2400 Lübeck 1; *Dr. R. Kielborn* Mariannenplatz 6 D-1000 Berlin 36; *Dr. G. Padlina* Via Ciseri CH-6600 Locarno; *Dr. K. Sauer* Seebronnerstraße 11 D-7407 Rottenburg 1; *Dr. G. Weiss* Unteres Kirchfeld 45 D-6800 Mannheim 51; *Professor Dr. K. Woeber* Luisenhospital Mikrobiologisches Laboratorium Boxgraben 52 D-5100 Aachen

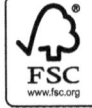

MIX
Papier aus verantwortungsvollen Quellen
Paper from responsible sources
FSC® C105338

If you have any concerns about our products,
you can contact us on
ProductSafety@springernature.com

In case Publisher is established outside the EU,
the EU authorized representative is:
**Springer Nature Customer Service Center GmbH
Europaplatz 3, 69115 Heidelberg, Germany**

Printed by Libri Plureos GmbH
in Hamburg, Germany